全身疾患別にわかる！

歯科インプラント治療のリスク度チェックとその対応

編著：永原國央
著：松浦正朗／矢島安朝／廣安一彦／渡邉文彦
　　田邊俊一郎／北川哲太郎／上田　潤／五十嵐隆一／山田尚子

クインテッセンス出版株式会社　2012

Tokyo, Berlin, Chicago, London, Paris, Barcelona, Istanbul, Milano, São Paulo, Moscow, Prague, Warsaw, Delhi, Beijing, Bucharest, and Singapore

刊行にあたって

　歯科インプラント治療は，ブリッジ（固定性義歯）あるいは義歯と同じ補綴治療の一処置方法として多くの臨床家により施術されています．しかし，一般的歯科治療に必要な咬合，歯の切削，予防処置などは，歯科医師としての経験と知識により，どのような症例にも対応し治療することができますが，手術をともなう歯科インプラント治療では，患者の全身的状態を診査し，そのリスク度をあらかじめ診断しておかなければ，突然の状況変化に対応できなくなって大きな医療事故につながります．また，せっかく埋入しても，全身的状態の影響によるインプラント体と周囲骨組織との骨接合の獲得や維持が困難で，早期に脱落するというトラブルを招くこともあります．この全身的状態を把握するということは，それまでの歯科医療の現場においては，必ずしも重要ではありませんでした．

　歯科インプラント治療は，その予知性の向上により義歯による咀嚼障害，審美障害などを克服するための優れた治療法となり，患者のQOL向上に大きな役割を果たすものとなったこともあり，治療を希望する患者数が増加してきています．しかし，その反面，歯科インプラント治療を受けたことで障害が残ったり，最悪，死亡に至ったりした症例が報告されています．このような状況をふまえ，歯科インプラント治療に対して，というより，施術する歯科医師に対して「安全・安心」という言葉と，それに基づく実際の治療が強く求められるようになっているのです．

　日本においては，65歳以上の人口の総人口に占める割合が23％を超え[1]，超高齢社会に突入したことで，生活習慣病と称される慢性疾患を有している患者の占める割合も増加しています．平成18年の厚生労働省の推計[2]によると，高血圧症有病者約3,970万人，高脂血症有病者約1,410万人，糖尿病有病者約820万人という高い数値になっています．これら生活習慣病の有病者ならびにその予備群が増え続けている現状から，歯科に来院するとくに中高年患者の多くは何らかの全身的な疾患を有していると考えられます．

　「安全」な歯科インプラント治療を行うにあたっては，診査・診断，治療計画の立案，手術，上部構造物作成，メインテナンスといった治療の流れが，妥協することなく確実

に行われることが必要です．そうすることで，最終的に患者の QOL を向上させ，「安心」な治療であったと評価されて，「安全・安心」な歯科インプラント治療が成し遂げられたことになります．そのためには，歯科インプラント治療に対する歯科医師の経験，技術，知識の向上を図ることと，治療を受ける側の患者も，十分に自分自身の全身的状態を理解して治療を受けることが重要であると考えます．

　本書は「全身疾患」という，歯科医師としては歯科インプラント治療を安全に行うために，治療を受ける側の患者としては安心して歯科インプラント治療を受けるために重要な情報を，疾患別に，1どのような病気か，2その病気のリスクと初診時にチェックすること (リスク度チェックのフローチャートの提示)，3歯科インプラント治療に対して与える影響と対応 (①歯科インプラント治療は可能か，②リスク度は，③リスク別にどのような対応になるか，④リスク度が高いケースでの注意事項　など)，4文献にみる歯科インプラント治療へのリスク，5かかりつけ医との連携のとり方，6投薬内容の見方と対応，という項目に分け，わかりやすく解説しています．とくに，5かかりつけ医との連携のとり方においては，医師が歯科インプラント治療に対する理解がないことで，歯科医師から患者の全身疾患に関しての対診を受けた場合に医師側からの情報提供が的を射ていないことがあり，十分なコンサルテーションができず，その結果治療に対する安全性を確定できていないという，患者にとって不幸な状況が生じるおそれがあります．その点に関しても，本書からその対診内容の具体性が示されることで，充実した情報提供を得ることが可能になると考えます．

　本書から，歯科インプラント治療を行う歯科医師も，受ける患者も，全身疾患によるリスクを十分理解して，安全な歯科インプラント治療を行うと同時に，安心して歯科インプラント治療を受けることができるように役立ててほしいと願います．

2012年 8 月　永原國央

参考文献
1．総務省統計局．人口推計 平成24年 7 月報(平成24年 2 月確定値，平成24年 7 月概算値)．平成24年 7 月20日公表(http://www.stat.go.jp/data/jinsui/pdf/201207.pdf)．
2．厚生労働省健康局総務課生活習慣病対策室．平成18年国民健康・栄養調査結果の概要 (http://www.mhlw.go.jp/houdou/2008/04/dl/h0430-2c.pdf)．

CONTENTS

■ 本書の活用にあたり （永原國央） —————————————————————— 7

Chapter 1　循環器疾患 ·· 11
1. 高血圧症と歯科インプラント治療　（松浦正朗） ———————————————— 12
2. 心疾患と歯科インプラント治療　（松浦正朗） ————————————————— 17

Chapter 2　呼吸器疾患 ·· 27
1. 気管支喘息と歯科インプラント治療　（矢島安朝） ——————————————— 28
2. 間質性肺炎と歯科インプラント治療　（矢島安朝） ——————————————— 32

Chapter 3　消化器疾患 ·· 37
1. 胃・十二指腸疾患と歯科インプラント治療　（永原國央, 田邊俊一郎） ——————— 38
2. 肝臓・膵臓疾患と歯科インプラント治療　（永原國央, 田邊俊一郎） ——————— 42

Chapter 4　内分泌疾患 ·· 47
1. 甲状腺疾患(甲状腺機能亢進症, 甲状腺機能低下症)と歯科インプラント治療　（矢島安朝） —— 48
2. 副腎皮質疾患(アジソン病, クッシング症候群)と歯科インプラント治療　（矢島安朝） —— 53

Chapter 5　代謝疾患 ·· 57
1. 糖尿病と歯科インプラント治療　（松浦正朗） ————————————————— 58
2. 肥満(メタボリックシンドローム)と歯科インプラント治療　（松浦正朗） ———— 64
3. 骨粗鬆症と歯科インプラント治療　（永原國央） ———————————————— 68

Chapter 6　神経・筋疾患 ·· 75
1. 脳卒中と歯科インプラント治療　（廣安一彦, 北川哲太郎, 渡邉文彦） ——————— 76
2. 認知症と歯科インプラント治療　（廣安一彦, 上田　潤, 渡邉文彦） ——————— 82
3. てんかんと歯科インプラント治療　（廣安一彦, 五十嵐隆一, 渡邉文彦） ————— 88

Chapter 7 血液・造血器疾患 ... 93
1. 貧血と歯科インプラント治療 （永原國央, 田邊俊一郎） ― 94
2. 白血病と歯科インプラント治療 （廣安一彦, 上田 潤, 渡邉文彦） ― 98
3. 出血性素因と歯科インプラント治療 （廣安一彦, 五十嵐隆一, 渡邉文彦） ― 103

Chapter 8 腎・泌尿器疾患 ... 109
1. 腎不全と歯科インプラント治療 （永原國央, 田邊俊一郎） ― 110

Chapter 9 アレルギー疾患 ... 113
1. アトピー性皮膚炎と歯科インプラント治療 （矢島安朝） ― 114
2. 金属アレルギーと歯科インプラント治療 （永原國央, 山田尚子） ― 118
3. 薬物アレルギーと歯科インプラント治療 （矢島安朝） ― 122

Chapter 10 膠原病・リウマチ性疾患 ... 127
1. 関節リウマチと歯科インプラント治療 （永原國央, 山田尚子） ― 128

Chapter 11 その他のリスク ... 131
1. 口腔乾燥症と歯科インプラント治療 （永原國央, 田邊俊一郎） ― 132
2. 放射線性顎骨障害と歯科インプラント治療 （永原國央, 田邊俊一郎） ― 138
3. 喫煙と歯科インプラント治療 （永原國央, 山田尚子） ― 142

■ 索引 ― 147

臨床アドバイス
①メインテナンス時のインプラント体の脱落原因(インプラント周囲炎)とその予防 （永原國央） ― 63
②BP系薬剤の特性と歯科インプラント治療に際しての休薬期間 （永原國央） ― 74
③血栓症治療薬の特性と歯科インプラント治療に際しての休薬期間 （永原國央） ― 87
④手術時の一般的な注意点 （永原國央） ― 137

執筆者一覧 （五十音順・敬称略）

五十嵐隆一
日本歯科大学新潟病院口腔外科・口腔インプラントセンター

上田　潤
日本歯科大学新潟病院口腔外科・口腔インプラントセンター

北川哲太郎
日本歯科大学新潟病院口腔外科・口腔インプラントセンター

田邊俊一郎
朝日大学歯学部口腔病態医療学講座インプラント学分野

永原國央
朝日大学歯学部口腔病態医療学講座インプラント学分野

廣安一彦
日本歯科大学新潟病院口腔外科・口腔インプラントセンター

松浦正朗
福岡歯科大学口腔医療センター
福岡歯科大学咬合修復学講座口腔インプラント学分野

矢島安朝
東京歯科大学口腔インプラント学講座

山田尚子
朝日大学歯学部口腔病態医療学講座インプラント学分野

渡邉文彦
日本歯科大学新潟生命歯学部歯科補綴学第二講座

【 本書の活用にあたり 】

本書の活用にあたっては，各構成の内容に関して，以下のような理解をお願いしたい．

1　どのような病気か

　この内容は，筆者が多くの情報（書物，最新の文献など）から得た知識から，歯科インプラント治療により関係の深い内容にしぼって，わかりやすく解説している．そのため，歯科インプラント治療にあまり関連のない内容が省かれていることがある．

2　その病気のリスクと初診時にチェックすること

　この内容は，初診時に問診にて聴取されたことをもとに上記 1 の内容を含めて，歯科インプラント治療を行っていくうえでのリスク度（図1）を判断するための概要とポイントの解説，および簡潔に把握するための簡略化されたフローチャートから構成されている．このフローチャートは，あくまでもリスク度を把握する目安であり，現実には十分にリスク度をチェックできない状態も考えられるため，実際の臨床においては本チャート図を参考に，本文全体を熟読するとともに，かかりつけ医との連携や患者・家族とのコミュニケーションをしっかりとって，総合的にリスク度を判断することが重要である．

歯科インプラント治療が実施できる必須条件
①施術時に全身的に異常な状態を招く可能性が低い
②インプラント体埋入後に骨接合が得られる
③適切なメインテナンス等により，インプラント体と周囲骨組織との骨接合が長期に維持できる

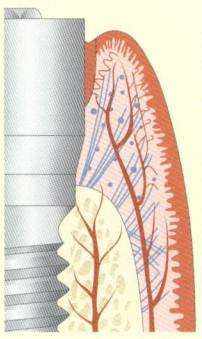

[リスク度判定の目安]

左記①②③すべてが期待できる　→　リスクなし

↓　軽度のリスク

①の施術に際して何らかの危険性がある
②の骨接合の獲得および③の維持に何らかの障害や問題がある　→　中等度のリスク

↓

①の施術を行うことが困難
②の骨接合が得られない，あるいは②の骨接合が得られても③の長期維持は困難　→　重度のリスク／歯科インプラント治療禁忌

・リスクがあっても，確かな技術と適切な管理のもとで施術を行うことで，歯科インプラント治療が可能になる場合がある
・リスク度判定にあたっては，さらにかかりつけ医からの情報や患者・家族の理解度や協力度などに応じて総合的に判断することが重要

図1　本書におけるリスク度の判断．

リスク度の捉え方

　歯科インプラント治療は，ブリッジ，義歯と同様の一補綴処置であり，

①金属製の人工歯根（インプラント体）という異物を体内（骨組織）に埋入し，骨接合という特殊な生体組織との界面を形成，維持させる
②口腔内に突出させ上部構造物を装着し咬合圧を負担する
③生物学的幅径（biological width）を形成，維持させ生体内への感染および炎症の波及を食い止める

という3つの事項を達成させることが可能かどうかを常に考えながら診査・診断を行う．そのうえで，患者の歯の欠損に対して，歯科インプラント治療がもっとも適しているかを判断し，患者とのインフォームドコンセントを行い，治療を進める．治療後は20年，30年と長期に維持させていくことを目指す．このように考えると，歯科医師という歯科医療を提供するプロフェッショナルとして，歯科インプラント治療を始める時点では本来"リスクなし"の状態で行うことが常識である．すなわち，軽度のリスクであっても重度のリスクであっても，リスクがあることは歯科インプラント治療としては適応症ではなく，禁忌症と考えるべきである．というのも，患者が生活していくうえで，治療後に20年，30年と経過するなかで，多くの全身的な疾患に罹患する可能性があるからである．

　しかし，臨床の場においては，「義歯がどうしても装着できない」「より審美的な治療を受けたい」などの患者の要望があるのも事実である．そこで，歯科医師としてリスクがあると認識したうえでも，「適切な管理のもとで施術を行う」あるいは「患者として自分にリスクがあると理解することで，術後の毎日のケアや定期来院によるメインテナンスが期待できる」といったケースでは，リスクがあっても「ある一定レベルの治療を受けることが可能」と判断できる場合がある．このような臨床的な判断に役立てるためのリスク度分類であると考えてほしい．

　本書のなかで「歯科インプラント治療禁忌」と示してあるものは，絶対に施術してはいけない症例であり，中等度以上のリスクの場合も，まずはブリッジあるいは義歯による治療を考えていただきたい．

3　歯科インプラント治療に与える影響と対応

　この内容は，1つの疾患においても軽度のものから重度のものまで種々な状態があり，状態に応じて歯科インプラント治療に対するリスク度も変わるということを理解するための内容となっている．前述の 2 同様，記載内容のみでリスク度が低いと判断することは危険であり，本文全体を熟読するとともに，かかりつけ医との連携や患者・家族とのコミュニケーションをしっかりとって，総合的にリスク度を判断することが重要となる．

4　文献にみる歯科インプラント治療へのリスク

　この内容は，現段階で公表されており，PubMedにて検索可能であった文献の紹介をしている．そのため，検索しえなかったものや，リスクはあるものの「当たり前」で公表に値しないようなものなどは，「文献的報告はみあたらない」といった表現になっていることがあるので注意する．

5　かかりつけ医との連携のとり方

　この内容は，歯科インプラント治療を行うにあたって，かかりつけ医に対診し，的確な情報を得るために役立つ内容が記載されている．その他の本文内容と合わせて，実際のかかりつけ医との連携において，上手に活用してほしい．

6　投薬内容の見方と対応

　この内容は，その病気の治療に対して投与されていることが予想される薬剤を挙げているが，当然示されている薬剤以外のものが処方されている場合も考えられる．投薬内容に関しては，かかりつけ医との連携で，薬の主作用，副作用の情報を得ることも重要である．

　「歯がなくなって食事をおいしく食べるのに不自由を感じている……」「義歯が合わず，痛くてつらい……」「いつまでも不自由なく噛んで食事をとりたい……」このような患者に，安全で安心な歯科インプラント治療を行うためにも，以上のことを十分に理解したうえで，本書を活用していただきたい．

Chapter 1

循環器疾患

高血圧症と歯科インプラント治療

Chapter 1
循環器疾患 1

松浦正朗[1)2)]
1）福岡歯科大学口腔医療センター　　2）福岡歯科大学咬合修復学講座口腔インプラント学分野

1　どのような病気か

　高血圧は，血管壁の変化に起因する全身の血管床容積の減少と血管内を流れる血液の総量の増加により，血管を押し広げる圧が高くなった病気である．すなわち，血圧は心拍出量×末梢血管抵抗で表され，拍出量は血管内を流れる総血液量，末梢血管抵抗は血管床容積と同じと考えられる．

　全身に存在する血管内腔の総容積は，血管自体が拡張・収縮を繰り返しているので，その運動範囲が減少したことで起こるものと，血管内腔に何かが沈着して狭くなったことで起こる場合がある．

　一般的に，日本では約4,000万人もの人が高血圧に罹患していると推定される．その内の90％以上が本態性高血圧で，遺伝と生活などの環境因子が複雑に絡み合って発病すると考えられ，40歳以上の成人に多い．残りの10％足らずが腎障害や内分泌系の異常によって血圧が高くなった二次性高血圧で，10〜20歳代に多い．

　本態性高血圧の主たる原因は，①腎でのナトリウム代謝異常（食塩過剰摂取），②レニン，アンジオテンシン（RA）系の活性化（血管収縮），③交感神経系（sympathetic nervous system：SNS）の活性化，④肥満・インスリン抵抗性，の4つといわれている．

2　高血圧のリスクと初診時にチェックすること

　初診時の問診で高血圧の既往があることが判明した場合は，それまでに治療を受けたことがあるか，その内容と現在の血圧がおおよそどれくらいかを聴取する（図1）．完治しており血圧が正常範囲（収縮期130mmHg未満，拡張期85mmHg未満）であれば"リスクなし"と判断する．しかし，加療中あるいは加療していないで血圧が高い，さらに合併症を併発している場合は，"高いリスクあり"と判断する．ちょうどその中間で，加療をしながら正常の血圧を維持できている場合は，"中等度のリスクあり"と判断する．高血圧の既往がないと答えた場合でも必ず血圧測定を行う．中年以上では本人の申告がなくても高血圧である可能性がある．

3　歯科インプラント治療に対して与える影響と対応

1）歯科インプラント治療は可能か

　高血圧のみであれば可能であるが，図1に示すリスク度チェックをしっかりと行う．また，多くの場合が高血圧のみではなく合併症をともなっており，それぞれの疾患のリスク度に従わなくてはいけない．

2）歯科インプラント治療に対するリスク度

　高血圧のみの場合リスクは"中等度"と考える．

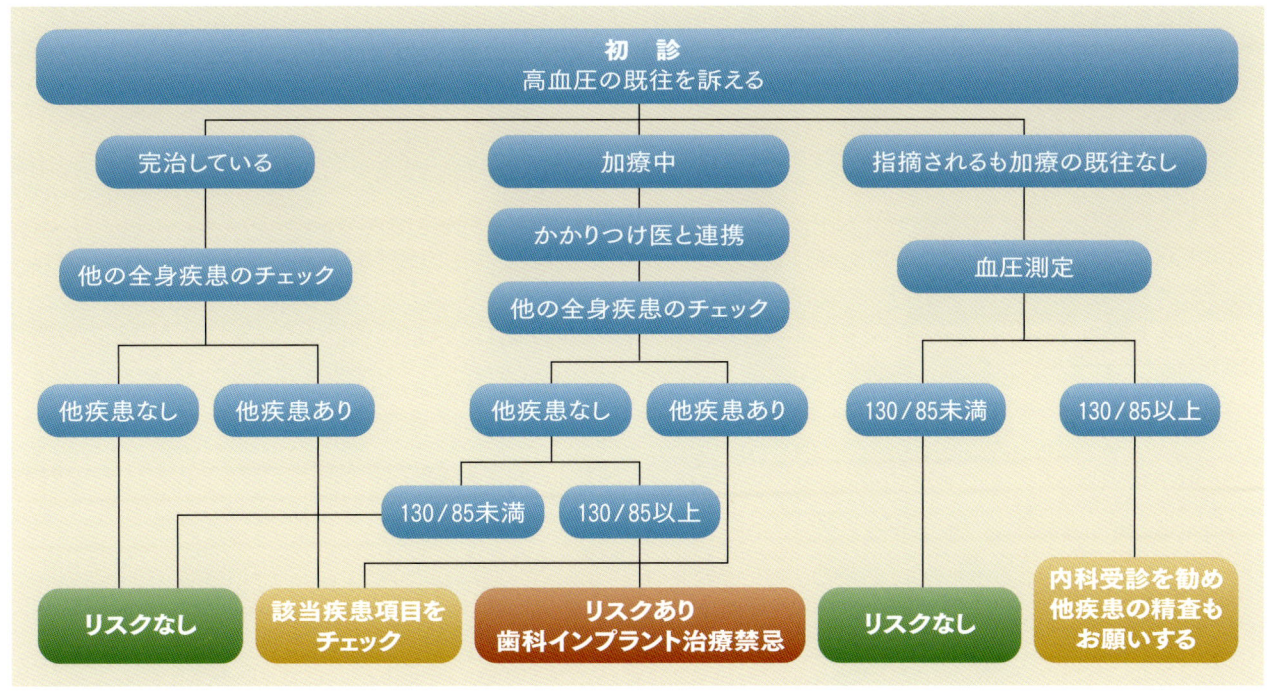

図1 初診時の高血圧患者へのリスク度チェックのフローチャート．

手術中の血圧上昇，術中・術後出血が主たるリスクである．術前に収縮期血圧が169mmHgを超える場合には，手術中に収縮期血圧が200mmHg以上に達することが予想されるためリスク度は"重度"であり，手術は延期する．

3）リスク度が高いケース

心血管病の危険因子として①年齢が65歳以上，②喫煙，③修復期／拡張期血圧レベル，④脂質異常症（低HDL-コレステロール，高LDL-コレステロール，高中性脂肪），⑤肥満（BMI≧25，とくに腹部肥満），⑥メタボリックシンドローム，⑦若年発症の心血管病の家族歴などがあり，糖尿病の存在はこれらと独立した心血管病の危険因子とされる．一方，臓器障害／心血管病は表1の②に示されるような，脳・心・腎・血管および眼底の障害である．これらのリスクと血圧重症度との関係からリスクを評価し，これらのリスクの層別化を行ったのが表2である．

4）リスク度が高いケースでの注意事項

高血圧性臓器障害を有する場合には，その障害の程度をよく把握する必要がある．WHOの高血圧性臓器障害の分類（表3）のステージ3に属する症例は，術中に他疾患の急性発作を起こす可能性がある．また表2が示す重度高血圧およびリスク2層で中等度以上の高血圧，リスク3層の症例はハイリスクである．

5）術中の注意点

術前は血圧が下がっていても，術中に収縮期血圧が169mmHg以上になって下がらない場合は手術を中止する．術中血圧上昇が予測される場合には，内科医と対診し，鎮静法を併用し，麻酔医に全身管理を依頼する．

表1　高血圧管理計画のためのリスク層別化に用いる予後影響因子(文献1より引用改変)

①心血管病の危険因子	②臓器障害／心血管病	
高齢(65歳以上) 喫煙 収縮期血圧，拡張期血圧レベル 脂質代謝異常症 　低HDL-コレステロール血症(＜40mg/dl) 　高HDL-コレステロール血症(≧140mg/dl) 　高トリグリセリド血症(≧150mg/dl) 肥満(BMI≧25，とくに腹部肥満) メタボリックシンドローム*1 若年(50歳未満)発症の心血管病の家族歴	脳	脳出血・脳梗塞 無症候性脳血管障害 一過性脳虚血発作
	心臓	左室肥大(心電図，心エコー) 狭心症，心筋梗塞，冠動脈再建 心不全
糖尿病 　空腹時血糖≧126mg/dl 　負荷後血糖　2時間値≧200mg/dl	腎臓	蛋白尿(尿微量アルブミン排泄を含む) 低いeGFR*2(＜60mL/分/1.73m²) 慢性腎臓病(CKD)・確立された腎疾患 (糖尿病性腎疾患・腎不全など)
	血管	動脈硬化性プラーク 頸動脈内膜・中膜壁厚＞1.0mm 大血管疾患 閉塞性動脈疾患 (低い足関節上腕血圧比：ABI＜0.9)
	眼底	高血圧性網膜症

*1 メタボリックシンドローム：予防的な観点から以下のように定義する．正常高値以上の血圧レベルと腹部肥満(男性85cm以上，女性90cm以上)に加え，血糖値異常(空腹時血糖110～125mg/dl，かつ／また糖尿病に至らない耐糖機能異常)，あるいは脂質代謝異常のどちらかを有するもの．
*2 eGFR(推算糸球体濾過量)：日本人のためにの推算式，eGFR＝194×Cr$^{-1.094}$×年齢$^{-0.287}$(女性は×0.739)より得る．

表2　血圧に基づいた脳心臓血管のリスクの層別化(文献1より引用改変)

リスク層 \ 血圧分類	正常高値血圧 (正常) 130～139/85～89 mmHg	Ⅰ度高血圧 (軽度) 140～159/90～99 mmHg	Ⅱ度高血圧 (中等度) 160～179/100～109 mmHg	Ⅲ度高血圧 (重度) ≧180/≧110 mmHg
リスク第1層(危険因子がない)	付加リスクなし	低リスク	中等リスク	高リスク
リスク第2層(糖尿病以外の1～2個の危険因子，メタボリックシンドロームがある)*	中等リスク	中等リスク	高リスク	高リスク
リスク第3層(糖尿病，CKD，臓器障害／心血管病，3個以上の危険因子のいずれかがある)	高リスク	高リスク	高リスク	高リスク

*リスク第2層のメタボリックシンドローム：予防的な観点から以下のように定義する．正常高値以上の血圧レベルと腹部肥満(男性85cm以上，女性90cm以上)に加え，血糖値異常(空腹時血糖110～125mg/dl，かつ／または糖尿病に至らない耐糖機能異常)，あるいは脂質代謝異常のどちらかを有するもの．両者を有する場合はリスク第3層とする．他の危険因子がなく，腹部肥満と脂質代謝異常があれば血圧レベル以外の危険因子は2個であり，メタボリックシンドロームを合わせて危険因子3個とは数えない．

表3　高血圧による臓器障害の区分

ステージ1	ステージ2	ステージ3
臓器障害を認めない	以下の臓器障害の症候を呈する ・左室肥大(エックス線，心電図，心エコー) ・眼底動脈硬化の所見 ・蛋白尿，軽度血清クレアチニン高値 　(1.2～2.0 mg/dl) ・動脈硬化所見(超音波，エックス線画像，など頸動脈，大動脈，大腿動脈，など)	以下の臓器障害を認める ・心　臓：狭心症，心筋梗塞，心不全 ・脳　　：一過性脳虚血発作，脳血管障害，高血圧性脳症 ・眼　底：眼底出血，乳頭浮腫 ・腎障害：血清クレアチニン2.0 mg/dl以上，腎不全 ・血　管：解離性大動脈瘤，症候性末梢血管疾患

4 文献にみる歯科インプラント治療へのリスク

心血管系障害を有する患者の歯科インプラント治療の成績に関する論文は非常に少ない．Moy ら[2]，および van Steenberghe ら[3]は高血圧患者の歯科インプラントの残存率を研究し，健常者と差がなかったと記述している．しかし，手術に対するリスクを測定した論文はない．

5 かかりつけ医との連携のとり方

内科かかりつけ医に必ず病状を照会する．他臓器の障害の有無を知るには臨床検査が必要であり，最近の検査結果を問い合わせる．また，手術の実施に際し，その適否，注意点について助言を求める．

6 投薬内容の見方と対応

降圧薬には，以下のような種類と特徴がある．なお，降圧薬以外に利尿薬や他の薬剤が投与されている場合には，それだけコントロールが難しい病状，あるいは併発症があることを示しているので，かかりつけ医への病状の照会は不可欠である．

①カルシウム拮抗薬

カルシウム拮抗薬は，電位依存型 Ca チャンネルを抑制し細動脈を拡張させ，最終的に末梢血管抵抗が低下し，血圧の降圧効果をもたらす．第一世代のカルシウム拮抗薬としてジヒドロピリジン系（ニフェジピン），ベンゾアゼピン系（ジルチアゼム），フェニルキルアミン系（ベラパミル），第二，第三世代としてジヒドロピリジン系（アムロジン）などがある．

② ACE（angiotensin covering enzyme）阻害薬

ACE 阻害薬は，ACE の活性中心に存在する亜鉛イオンと複合体を形成し ACE 活性を阻害する．その結果 Ang II の産生とブラジキニンの分解の両者を抑制し，Ang II の作用を抑制する．また，ブラジキニンの増加や内皮依存性血管拡張物質である NO の産生を高めることにより，血管拡張と温和な水・ナトリウム利尿効果を発揮することで，降圧効果をもたらす．

③ ARB（angiotensin ii receptor blocker）

ARB は，AT（anti-thrombin）1受容体を選択的に抑制することで Ang II の作用を特異的に抑制し，降圧効果をもたらす．ARB は ACE 阻害薬に比べて効果，副作用の両方ですぐれている．AT1受容体を介する作用は ARB によって阻害されるが，別の AT2 受容体を介する作用は影響を受けない．AT2受容体を介するシグナルは血管拡張，細胞増殖抑制，インスリン抵抗性の改善などで，AT1受容体と反対の作用ももつと推定されている．

④利尿降圧薬

サイアザイド系利尿薬，ループ利尿薬およびカリウム・マグネシウム保持性利尿薬がある．サイアザイド系利尿薬は，遠位曲尿細管における Na-Cl 共輸送体を阻害してナトリウム・水利尿効果を発揮する．ループ利尿薬は近位尿細管より尿細管腔内に分泌され，Henle 係蹄の太い上行脚において管腔側から Na-K-Cl 共輸送体を阻害してナトリウム，カリウム，塩素の再吸収を阻害することにより，ナトリウム・水利尿効果を発揮する．カリウム・マグネシ

ウム保持性利尿薬は遠位尿細管のアルドステロン非依存性部位と皮質部集合管のアルドステロン依存性部位に作用する薬物である．

利尿降圧薬はナトリウム・水利尿効果を介する循環血漿量，細胞外液，体内ナトリウム量の減少による心拍出量の低下と内因性ジギタリス様物質産生の減少による末梢血管抵抗の低下により降圧効果を発揮する．

⑤交感神経抑制薬

α遮断薬は血管を拡張させて末梢血管抵抗を低下させることで，降圧作用を発揮する．β遮断薬は薬理学的パラメーターによりさまざまに分類される．β1受容体の抑制により心拍数と1回拍出量を減少させるとともに，腎臓に作用してレニンの分泌を抑制しRA系を抑制することで降圧効果を発揮する．

参考文献

1. 日本高血圧学会高血圧治療ガイドライン作成委員会 編集．高血圧治療ガイドライン2009．東京：ライフサイエンス出版，2009：15-16．
2. Moy PK, Medina D, Shetty V, Aghaloo TL. Dental implant failure rates and associated risk factors. Int J Oral Maxillofac Implants 2005 ; 20 : 569-577.
3. van Steenberghe D, Jacob R, Desnyder M, Maffei G, Quirynen M. The relative impact of local and endogeneous patient-related factors on implant failure up to the abutment stage. Clin Oral Implants Res 2002 ; 13 : 617-622.
4. 島本和明 総編集．石光俊彦，伊藤 裕，大屋祐輔，小室一成，長谷部直幸，檜垣實男，堀内正嗣，楽木宏実 編集．心血管リスクを防ぐ！テーラーメイド 高血圧診療ガイド 第1版．東京：南山堂，2010．

Chapter 1 循環器疾患
2 心疾患と歯科インプラント治療

松浦正朗[1)2)]
1) 福岡歯科大学口腔医療センター　2) 福岡歯科大学咬合修復学講座口腔インプラント学分野

1 どのような病気か

心疾患の種類は非常に多いが，主たる疾患としては，1) 先天性心疾患，2) 心不全，3) 心筋症・心筋炎，4) 不整脈，5) 虚血性心疾患，がある．

1) 先天性心疾患

先天性心疾患は新生児の約1％にみられる．その約半数が心室中隔欠損症で，約10％が肺動脈狭窄症，心房中隔欠損症，動脈管開存症は3〜5％である．

先天性心疾患は若年で死亡するもの，手術により改善，ないし治癒するもの，大きな障害がなく長期生存するもの，などがある．既往歴として聴取された場合には，必ずかかりつけ医に病状，予後などを確認する．歯科インプラント治療を行う場合にはかかりつけ医と連絡をとり，安全を確認して手術を行う必要がある．その種類と病態を表1に示す．

2) 心不全

心不全は急性，または慢性の心臓のポンプ機能の低下により，末梢組織の代謝に必要な血液を駆出できない状態（前方障害），および駆出はできるがそれを行うためには異常に高い充満圧を要する状態（後方障害），あるいはその両者と定義される．心不全患者の主たる臨床症状のひとつは水分とナトリウムの貯留による全身浮腫である．

心不全の原因疾患として，先天性心疾患，心臓弁膜症，虚血性心疾患，不整脈，心筋症，心筋炎などが挙げられる（表2）．これらの原疾患の進行にさまざまな憎悪因子が加わり重症化する．一方，心臓に原疾患を認めないが，二次的に心不全をきたす心臓以外の疾患も存在する．これらの疾患においては，心不全発症早期に心拍出量が正常よりも多い高心拍

表1　代表的な先天性心疾患の種類と病態

種　類	どんな疾患か
心室中隔欠損症（ventricular septal defect：VSD）	心室中隔は円錐中隔，筋性中隔，心内膜床由来の中隔から構成され，心内膜由来の中隔はさらに流入部中隔と膜様部中隔に分けられる．心室中隔形成過程での癒合不全で欠損を生じる．中隔の欠損部位により欠損孔の場所が異なる． 出生後に心雑音により発見されるが，25〜50％は自然に閉鎖する．症状，病態は欠損孔の大きさで異なり，小さければ左→右短絡を生じるが，短絡量が少ないため軽度の肺血流量の増加を認めるのみである．中等度の大きさの欠損では短絡量が大きくなり，圧負荷・容量負荷，および左心系の容量負荷が生じる．大きい欠損では肺血管抵抗の上昇を認める．このときの血行動態は左右心室の後負荷によって決まる．肺血管抵抗上昇が軽度の場合は，肺血流量は増加するが，肺高血圧が進行する． 自覚症状：小欠損孔では自覚症状なし．中等度欠損孔では息切れ，反復性気道感染，などがみられる．大欠損孔では乳児期からの心不全，発育不全がみられる．
肺動脈狭窄症（PS）	肺動脈狭窄症には，①弁性狭窄，②漏斗部（弁下性）狭窄，弁上（末梢）性狭窄がある．弁性PSは肺動脈弁の癒合により弁口が狭窄した状態である． 自覚症状：軽症では無症状のこともある．労作時呼吸困難，易疲労感，チアノーゼ，失神，など．

表2　心不全の原因疾患

心筋収縮不全	心室過負荷による仕事量の増大		拡張期充満障害	不整脈
	圧負荷	容量負荷		
冠動脈疾患 特発性心筋症 心筋炎	高血圧症 大動脈弁狭窄症 肺動脈弁狭窄症	僧帽弁閉鎖不全症 大動脈弁閉鎖不全症 心房中隔欠損症 心室中隔欠損症 肺動脈弁狭窄症	僧帽弁狭窄症 収縮性心外膜炎	完全房室ブロック 心房粗・細動 発作性頻拍

表3　心不全の症状に基づくNYHA機能分類

NYHA Ⅰ	心疾患患者であるが，身体活動の制限に至らないもの．日常以上の活動でも不当な疲労，動悸，呼吸困難，狭心症発作を起こさない．
NYHA Ⅱ	心疾患をもち，軽度の身体活動制限をきたすもの．日常以上の活動で疲労，動悸，呼吸困難，または狭心症発作を起こすもの．
NYHA Ⅲ	心疾患をもち，高度の身体活動制限をきたすもの．日常の活動で疲労，動悸，呼吸困難，または狭心症発作を起こすもの．
NYHA Ⅳ	心疾患をもち，軽度の労作で症状が出現する．安静時にも心不全または狭心症状が存在する．わずかな労作で症状が憎悪する．

出性心不全をきたす場合がある．

　血液中のナトリウムは腎の糸球体で濾過され，その後，尿細管中で99％が再吸収される．心不全患者でナトリウムが貯留するメカニズムは，(a)糸球体で濾過されて尿細管に入る原尿中のナトリウム量の減少，(b)尿細管におけるナトリウムの過剰な再吸収による尿中のナトリウムの排泄量の減少，の両者である．心不全患者の全身状態はNYHA機能分類で示される(表3)．NYHA Ⅰは比較的安全に局所麻酔下での外科処置ができるが，Ⅱ以上は局所麻酔薬の投与量，手術時間などを厳重に制限し，かかりつけ医との連絡のうえ，注意深く処置する必要がある．

3）心筋症・心筋炎
①心筋症
　心臓のポンプ機能を低下させる心筋疾患を包括して心筋症とよぶ．原因不明の特発性心筋症と，原因が特定できる二次性心筋症がある．病態別に肥大型，拡張型，拘束型心筋症の3型に分類される(表4)．

②心筋炎 (myocarditis)
　心筋炎は，感染，薬物，放射線などによって引き起こされる急性または慢性の心筋の炎症である．急性心筋炎の病因としては，ウイルス，細菌，リケッチア，寄生虫などの感染症，物理的刺激や薬剤，化学薬品などが挙げられる．先進国ではコクサッキーウイルスやエコーウイルスによるものが多いといわれている．

　半数以上で発熱，関節痛，感冒様症状を認める．嘔吐，下痢などの消化器症状が現れることもある．無症状から突然死に至るものまである．1〜2週の炎症期を経た後，回復期に入る．経過は一定せず，自然歴は不明である．

表4　心筋症の病型と病態

心筋症の病型	どんな症状か
①肥大型心筋症	心臓弁膜症，高血圧などの圧負荷心，容量負荷心に出現する均一な心肥大ではなく，局所的に肥大するのが肥大型心筋症の特徴である． 臨床所見：不整脈による動悸に加え，閉塞型肥大型心筋症では左室駆出血流量の低下により失神発作，労作時息切れ，狭心症様胸痛，などを訴える．
②拡張型心筋症	左室拡大と収縮能低下，それにともなう心肥大を基本病態とする．日本では人口10万人あたり100人の発生といわれる．病因としてウイルスの持続感染，遺伝子異常，自己免疫応答などの説があるが不明． 臨床所見：息切れ，呼吸困難，心不全症状と動悸などの不整脈が主たる症状である．原因不明のため根治治療法はない．多くは慢性経過をたどって慢性心不全となり，代償機転が破綻すると急性心不全を起こす．難治性で死の転帰をとるので，心臓移植などの対象となる．
③拘束型心筋症	心収縮能や心室壁厚に起因する原因がなく，心筋が拘束されたために心拡張能が特異的に障害され，心不全をきたす心筋疾患を拘束型心筋症とよぶ．日本では稀で，熱帯地方の風土病である．やはり有効な治療法がなく，心臓移植などの対象である．

4）不整脈

徐脈性不整脈と頻脈性不整脈があり，頻脈性不整脈には上室性と心室性がある．その種類と病態を表5に示す．

5）虚血性心疾患

正常な心臓の機能は，心筋の酸素需要と冠動脈による酸素供給のバランスの上に維持されている．このバランスが崩れると心筋の虚血が起こる．虚血が起こる原因は冠動脈の動脈硬化による血管腔の狭窄で，必要な量の血液が供給されなくなる．虚血性心疾患とは，冠動脈の狭窄や閉塞により心臓の血行障害をきたした状態の総称である．閉塞により心筋の局所的壊死を起こす心筋梗塞と，狭窄のみの狭心症がある．

①狭心症

狭心症は一過性の心筋虚血（酸素不足）の結果，特有の胸痛発作（狭心痛）や心電図変化，心機能障害などをきたす臨床症候群である．一般には心外膜面を走行する太い冠動脈の異常（血管内腔の高度の狭窄，痙攣，血栓性閉塞）により生じた心筋虚血発作を狭心症とよぶ．

a. 分類

狭心症は病態，発作の誘発，経過の3つの観点から分類される．病態からみると，器質性，冠攣縮性，および冠血栓性狭心症に分けられる．発作の誘因からみると，労作狭心症，安静狭心症，労作安静狭心症に分類される．経過の観点からみると，安定狭心症と不安定狭心症に分類できる（表6）．

b. 狭心症の症状

狭心痛：胸痛の部位は，前胸部の胸骨裏面がもっとも多い．症例によっては，背部，肩，頸部に多く起こるが，心窩部，肩，頸部のこともある．症状は圧迫感，絞扼感などで，労作により生じた狭心痛は安静にすることにより数分以内で消失する．安静狭心症でも10〜15分で軽快する．30分以上継続する場合は心筋梗塞かその他の痛みである．

発作の時間帯：発作は起こしやすい時間帯があり，それにより心筋虚血の発生機序が推測可能である．労作および安静狭心症にはニトログリセリンが有効で，1〜2分で症状は消失する．

呼吸困難：左室充盈圧の上昇により肺毛細管圧が上昇し，呼吸困難をきたす．高齢者に多い訴えである．発作時には血圧，脈拍の上昇を認める．

表5　不整脈の病型と病態

頻脈の種類	どんな症状，経過をたどるか
①徐脈性不整脈	心室興奮の頻度が遅い．洞調律自体が遅く徐脈になる場合（洞結節不全症）と心房から心室への伝導が不良で心拍数が少ない場合（房室ブロック）がある．軽症では無症状．運動時に心拍数が増加しないと疲労，息切れを自覚する．安静起立時に興奮間隔が3秒以上になると，めまいや失神を起こすことがある．突然死に至ることもある．一般的にはペースメーカーを装着している．
②頻脈性上室性不整脈	
(a)上室性期外収縮	健常人にも比較的よくみられる．発生頻度は加齢とともに増加する．多くは原因不明であるが，僧帽弁膜症，心房中隔欠損症，肺性心，心房梗塞，などの器質的異常，低酸素症，低カリウム血症，迷走神経刺激などにより上室性期外収縮を起こす．生命を脅かすことはない良性の不整脈である． 症状：期外収縮の頻発は動悸を，ときにめまいを自覚させる．
(b)発作性上室性頻拍	救急外来に来院する不整脈の多くがこの疾患である． 定義：突然出現する頻脈で心房あるいは房室結節が起源．静注薬が奏功． 主症状：動悸，胸内苦悶，めまい
(c)心房粗動	心房内リエントリによる不整脈のうち三尖弁の周りを旋回するものをとくに心房粗動とよぶ．心房細動ほど細かい波ではないので心房粗動と命名． 臨床的意義：心房拡大症例や高齢者に出現しやすい．広義では心房頻拍に属する．心房興奮頻度が非常に高いことが特徴で，通常は2：1や4：1の比率で心室に伝わる．しかし稀に1：1で心室に伝わるとショックに陥ることがある．
(d)心房細動	心房細動は50歳代で0.5％に，65歳以上では5％，80歳代では8.8％にみられる．致死的な不整脈ではないが，心房細動が原因で形成される心房内血栓の遊離で脳梗塞が起こる．心房細動は心房内に複数の機能的エントリが無秩序に存在することによって維持される．原因不明な例も多いが，年齢や拡張型心筋症をともなう心房性の変性，僧帽弁狭窄症や心房中隔欠損にともなう心房拡張，術後心膜炎による心房筋の炎症などを基礎に出現することが多い．僧帽弁狭窄症や拡張期コンプライアンスの低い肥大型心筋症，拘束型心筋症などで顕著に表れ，心不全に陥ることもある．
(e)WPW症候群	心房筋と心室筋は電気的に絶縁されているが，唯一房室結節を介してのみ伝導が可能である．しかし，先天的に副伝導路を有するものがあり，その代表がKent束で，心房筋と同様に高速で電気を伝えることができる．その結果，心房興奮が完了しないうちに一部の心室の興奮が開始され，心電図上P波に続くスラー状デルタ波を呈する．このような副伝導路を有する例ではしばしば頻脈性不整脈を合併し，心電図に特徴的な波形と不整脈発作を合わせもつ例をWPW症候群とよぶ．WPW症候群は人口1,000人に対し2～3人の頻度で存在し，子どもへの遺伝の確率は3.4％．副伝導路の不応期が短い例では心房細動や心房粗動が起こり，心拍数が著しく速くなる．稀に心室細動が誘発されることがある．
③頻脈性心室性不整脈	
(a)心室性期外収縮および非持続性心室頻拍	心室の固有調律よりも早期に出現する心室起源の興奮のことを心室性期外収縮とよぶ．それが3拍以上持続して停止するものを非持続性心室頻拍とよぶ．心室性期外収縮は不整脈のなかでもっとも高頻度に検出され，患者には特有の不安感を与える．発生機序は不明．一般に予後良好である．しかし，器質的心疾患を有する例では，その基礎疾患の重症度に応じて心室性不整脈が増加し，持続性心室頻拍や心室細動を引き起こすことがある．無症状のこと，軽症の動悸を訴えることもある．非持続性心室頻拍ではめまいや失神を起こすこともある．
(b)心室細動と持続性心室頻拍	心室細動は突然死を引き起こすもっとも重要な不整脈で，心室の有効収縮が失われ，心停止をもたらす．数秒で回復することもあるが，多くは即座に蘇生を図らないと死に至る．陳旧性心筋梗塞や拡張型心筋症，あるいは不整脈源性右室異形成症にともなう持続性心室頻拍は，一定の回路を有するリエントリによって発生する．持続性心室頻拍は短期的には心室細動よりもコントロールしやすいが，長期予後は不良である．突然死の発生は副交感神経の緊張が弱まり，代わって交感神経緊張が高まる午前7～11時頃に多発する．これは心筋梗塞の発生時刻のピークと一致する．

表6 狭心症発作の誘因と発生する時間帯

器質性狭心症
・労作や精神的興奮時などは心筋酸素需要の増大が起き，安静時には起こさない（安定労作狭心症）．
・発作を起こす労作の程度は狭窄度，病変枝数と相関し，重症例では食事などの軽労作でも発作が起こる．
・原則として時間帯に関係ないが，午前中に起こしやすい傾向にある．
冠攣縮性狭心症
・夜間から早朝の安静時に起きやすい（発作の日内変動）．
・労作によって誘発されることもあるが，それも早朝から午前中が多い．
冠血栓性狭心症（急性冠症候群または不安定狭心症）
・軽労作時または安静時に発作が起こる．
・午前中に起こりやすいが，必ずしも時間帯と関係がない．

②心筋梗塞症 (acute myocardial infarction：AMI)

何らかの原因により心筋虚血を生じ，不可逆的な心筋壊死（梗塞）に陥った状態である．狭義には冠動脈の突然の閉塞によって生じた心筋壊死をいう．AMIの診断には心筋の壊死の確認が必要とあるが，閉塞冠動脈は早期灌流療法により心筋壊死を防ぐので，梗塞を確認してから診断をしていない．そのためAMIは不安定狭心症とともにプラーク破壊により形成される冠動脈内血栓によってもたらされる一連の病態，急性冠症候群として捉えるのが現実的である．

わが国では超高齢化社会という背景から種々の動脈硬化性疾患が増加している．その代表が急性心筋梗塞症（AMI）であり，発症率は人口10万人あたり1年間で約50人とされている．男性が女性の2倍であるが，75歳以上では差がない．欧米でのAMIの発症率は日本よりも高く，米国では5倍，北欧では約10倍とされ，遺伝的素因と食生活の違いによると思われる．

AMIの発作を起こすと30〜40%の患者は発症直後の心室細動で死亡する（心臓性突然死）．病院搬送後も約10%が死亡し，退院後も多くの患者は心不全，不整脈，狭心症発作で苦しみ，死亡する例が多い．

発症に関連する前駆症状や因子として，発症前に普段行わない強い運動，精神的ストレスが重要であり，心筋酸素消費量が増加するとともにプラーク破裂の引き金となる．前駆症状としてしばしば胸部不快感がある．発症の1〜4週前に狭心症の発作があることも多い．

多くは発汗をともなう耐えがたい胸痛を訴える．死の恐怖を感じることもあり，痛みは30分以上，場合によっては数時間に及ぶ．痛みは胸骨の後ろに感じることが多く，左右に放散する．半数に嘔吐，吐き気を訴える．

心筋梗塞の重症度は心不全の有無と程度で判定する（表7）．

また，心不全治療の場で頻用されるようになったのが脳性ナトリウム利尿ペプチド（BNP：brain natriuretic peptide）の検査である．BNPは心筋から分泌されるホルモンで，ヒトでは主に心室から分泌されている．心臓の負担が増えたり，心筋の肥大が起こると増加するもので，心疾患のスクリーニングに有用と考えられている．

一般的には表8に示したように評価されており，かかりつけ医への対診内容でBNPが検査されていれば参考になる．

表7　Killip分類（心筋梗塞の重症度の分類）（文献1より引用改変）

分類	臨床所見	死亡率（％）	
		（1967年 Killip）	（最近の死亡率）
Class I	心不全の徴候なし （肺ラ音なし，Ⅲ音なし）	6％	5％
Class Ⅱ	軽度から中等度の心不全 （ラ音が全肺野50％未満の領域で聴取，Ⅲ音あり）	17％	12％
Class Ⅲ	肺水腫 （ラ音が全肺野50％以上の領域で聴取）	38％	26％
Class Ⅳ	心原性ショック （血圧90mmHg以下，末梢循環不全）	71％	54％

表8　BNP値と日常診療上の評価

BNP値	評価	心疾患の有無	心不全の重症度	専門医による診察・治療
18.4pg*／dl 未満	正常域	どちらともいえない	慢性の心不全はない	場合によっては必要
40pg／dl 以上～100pg／dl 未満	要観察	どちらともいえない	慢性の心不全による症状はないことが多い	場合によっては必要
100pg／dl 以上～200pg／dl 未満	要精査・要治療	心疾患あり	多くは無症状に心不全	一度はあったほうがよい
200pg／dl 以上～500pg／dl 未満	専門医による治療必要	心疾患あり	心不全の可能性あり	専門医による治療が必要
500pg／dl 以上	厳重な治療が必要	心疾患あり	重症心不全	入院も含めて厳重な治療が必要

＊ pg ＝ picogram（10^{12}グラム）

2　心疾患のリスクと初診時にチェックすること

　初診時に一般的な問診を行い，心不全の既往（狭心症，心筋梗塞，不整脈，先天性心疾患など）を聴取したら，現在の症状と治療内容を聞く（図1）．完治状態で症状が1年以上出ていない場合は"リスクなし"とする．発作などの症状が6か月以内に発症していたり，あるいは，加療中の場合には"リスクあり"として，かかりつけ医との連携が必要になる．

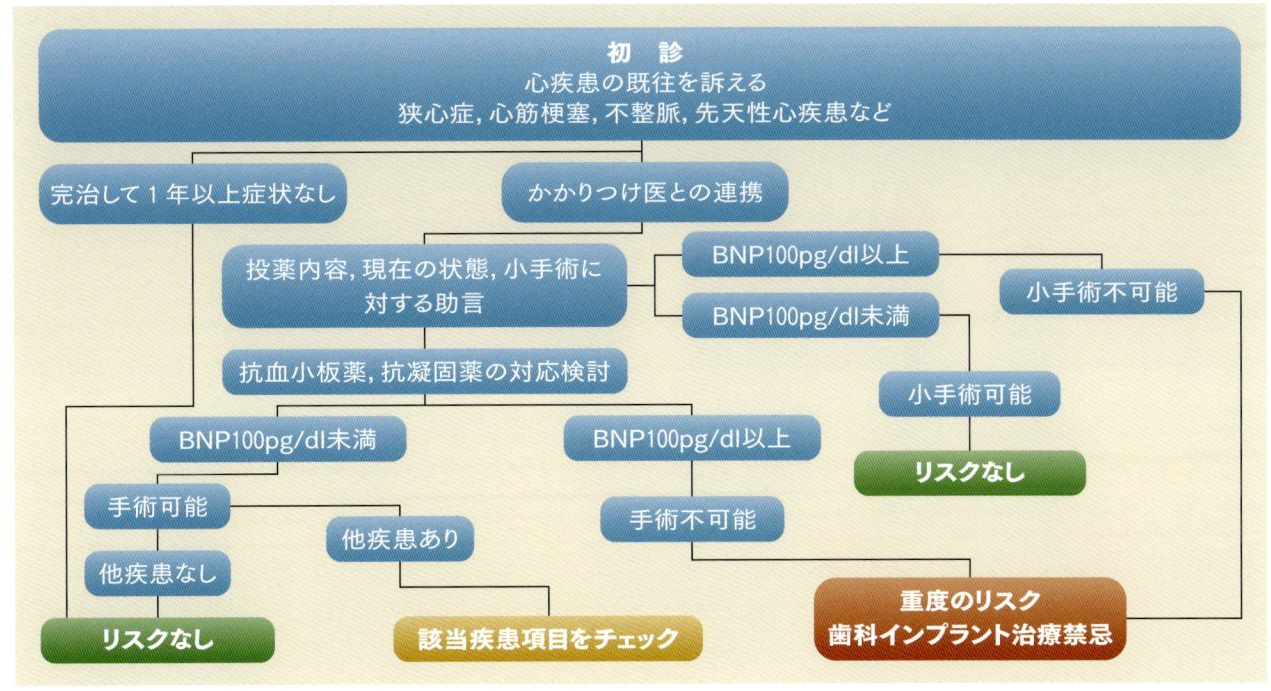

図1 初診時の心疾患患者へのリスク度チェックのフローチャート．

3 歯科インプラント治療に与える影響と対応

　虚血性心疾患の既往がある患者では，歯科インプラント治療の手術時，処置時にそのストレスが引き金となり発作を起こす可能性がある．そのため，手術時にはかかりつけ医に病状を確認し，術中はモニタリングを行い，心拍数，血圧，心電図，動脈血酸素飽和度をチェックする．ストレス回避のために，精神鎮静法を併用すべきである．処置は時間に余裕をとり，非刺激的にかつ手早く行い，精神的なストレスを与えないように工夫する．

1）歯科インプラント治療は可能か

　心筋梗塞を起こした患者に対して歯科インプラント治療の手術を行う場合には，1年以上経過してから心臓の状態をみて手術の適応を判断する．1年以上経過しても不整脈，弁膜症，冠動脈の他部位の狭窄などの合併症を有する場合には，手術中に突然死する可能性がある．すなわち，心筋梗塞を起こした場合，生存しても心筋の壊死した範囲とその程度に応じて心臓の障害が起こる．さらに冠動脈の他部位に再度梗塞が起こる可能性があり，手術による心臓に対する負荷により心不全を起こす可能性がある．

　狭心症は術中に発作を起こさないように管理できれば，手術実施は可能である．いずれにしてもかかりつけ医と連携し慎重に対応する必要がある．

2）リスク度が高いケースとその対応

　前述の図1のチェックで"リスクあり"とされ，かかりつけ医との連携をとる場合は，投薬内容，心機能状態の照会を行うと同時に，歯科外来での小手術（局所麻酔を行い仰臥位で1時間程度の手術）を行うにあたっての助言を求める．また，術中，処置中に発作等を認めた場合の対処法を聞き，最終的にはかかりつけ医に搬送するなどの対応をとれるようにしておく．しかし，抗血小板薬，抗凝固薬などの投与

を受けている場合は，術中・術後の出血のコントロールが難しいと考えられるが，最近では休薬なしで手術を行うのが原則である．まずはかかりつけ医と相談し，対応を考える．投与量が多く出血が予測される場合は，大きなリスクがあると考え，手術中の止血方法等をあらかじめしっかりと準備しておかなくてはいけない．また，原疾患が重篤な場合は，手術等でのストレスにより発作などを起こし，急激な全身状態の悪化を招くおそれがあるため，禁忌症と考えなければいけない場合もある．

4　文献にみる歯科インプラント治療へのリスク

Moyら[2]は，自家症例について全身疾患を有する患者での歯科インプラント治療の成功率を集計し，心疾患と高血圧患者の歯科インプラント治療は健常者と差がないとしている．また，Bornsteinら[3]，Scullyら[4]は全身疾患と歯科インプラント治療成績についての論文レビューを行い，心疾患と高血圧は歯科インプラント治療の禁忌症とするエビデンスはないと述べている．ただし，Scullyらは，心内膜炎の患者には歯科インプラント治療は推奨できないとし，心疾患患者はリスクが高いので，治療実施に際しては，まずかかりつけ医からの医学的助言を求めるべきとしている．

5　かかりつけ医との連携のとり方

定期的にかかりつけ医を受診し，診察，投薬を受けている場合，現在の心機能状態と投薬内容の照会を行うと同時に，歯科外来での小手術（局所麻酔を行い仰臥位で1時間程度の手術）を行うにあたっての助言を求める．また，前述のとおり，術中，処置中に発作等を認めた場合の対処法を聞き，最終的にはかかりつけ医に搬送するなどの対応をとれるようにしておく．

6　投薬内容の見方と対応

心疾患患者の治療に用いられる薬剤には，以下のような種類と特徴がある．なお，後遺障害が多い場合，投薬についての解釈は複雑である．局所麻酔薬の種類の選択，注射量の限度などについて，かかりつけ医の助言を求めるのが賢明である．

①抗血小板薬
アスピリン：急性期，慢性期の梗塞再発を25％減少させる．投与量81mg／日．
チクロピジン：primary PTCA後ステントを使用した場合に亜急性併用予防のために用いられる．

②抗凝固薬
ヘパリン：再梗塞の予防に使用する．
ワルファリン：再栓塞予防のために使用．アスピリンよりも効果が高い．

③β遮断薬
梗塞サイズを減少させ，不整脈の発生を減少させる．長期死亡率を約20％減少させる．

④アンギオテンシン変換酵素（ACE）阻害薬
後負荷軽減後，左室リモデリングの予防，心筋虚血の再発予防，心臓突然死に効果がある．

⑤硝酸薬

再灌流療法が行われなかった場合，壁張力や心仕事量の軽減作用により，心筋酸素消費量を軽減し，死亡率を約15％低下させる．

参考文献

1. 小川 聡，井上 博 編集．標準循環器病学 第1版．東京：医学書院，2001．
2. Moy PK, Medina D, Shetty V, Aghaloo TL. Dental implant failure rates and associated risk factors. Int J Oral Maxillofac Implants 2005；20：569-577.
3. Bornstein MM, Cionca N, Mombelli A. Systemic conditions and treatments as risks for implant therapy. Int J Oral Maxillofac Implants 2009；24(supple)：13-27.
4. Scully C, Hobkirk J, Ddios P. Dental endosseous implants in the medically compromised patient. J Oral Rehabilitation 2007；34：590-599.
5. 小室一成 編集．千葉大学医学部学生 "K project" メンバー＆循環器内科指導教官 著．臨床で役立つ循環器ベーシックテキスト．東京：メディカルレビュー社，2008．

Chapter 2

呼吸器疾患

気管支喘息と歯科インプラント治療

矢島安朝
東京歯科大学口腔インプラント学講座

1 どのような病気か

　気管支喘息とは，喘鳴をともなう呼吸困難発作（喘息発作）を生ずる慢性の炎症性気道疾患である．この発作は，夜間や早朝に起こりやすい．本邦の気管支喘息の有病率は2〜3％であり，人口30〜50万人に1人は喘息である．また，1990年代までは，年間約6,000名前後の喘息死が認められていたが，2007年には2,500名までに減少している．成人喘息の定義は，日本アレルギー学会により表1のように定められている．

　気管支喘息はアトピー（I型アレルギー）を高頻度にともなうといわれている．アトピー型喘息の占める割合は，小児・思春期では90％を超えるが，加齢とともに低くなり，65歳以上の高齢者では30％未満ともいわれる．

　特殊な喘息として問題となるのはアスピリン喘息である．これは，アスピリンや酸性の非ステロイド性消炎鎮痛薬（NSAIDs，38頁参照）の服用によって惹起される喘息のことをいう．アスピリンのほか，インドメタシン，イブプロフェン，ナプロキセン，ジクロフェナック・ナトリウム，ケトプロフェン，ピロキシカム，メフェナム酸などが強い誘発作用をもつ．症状としては，軽い息苦しさを自覚する程度から，意識消失をともなう急性喘息重積発作まであるが，発作は薬剤使用後十数分以内に起こることが多い．NSAIDsは，歯科では日常的に使用している薬剤（ボルタレン®，ロキソニン®）であるため，喘息患者へのNSAIDs投与には注意が必要である．

表1　成人気管支喘息の定義（文献1より引用改変）

・気道の慢性炎症と種々の程度の気道狭窄と気道過敏症の亢進，そして臨床的には繰り返し起こる咳，喘鳴，呼吸困難で特徴づけられる
・気道狭窄は自然にあるいは治療により可逆性を示す
・気道炎症には，好酸球，T細胞，肥満細胞などの炎症細胞，気道上皮細胞，線維芽細胞をはじめとする気道構成細胞，および種々の液性因子が関与する
・持続する気道炎症は、気道障害とそれに引き続く気道構造の変化（リモデリング）を惹起し，非可逆性の気道制限をもたらして気道過敏性を亢進する

2 気管支喘息のリスクと初診時にチェックすること

　初診時のチェック項目として，喘息がアレルギー性か否か，発作時期・初発作年齢，皮内反応の結果，発作誘因を聴取する．また，喘息の治療歴，現在の状態（治癒，治療中），合併症について十分な問診により確認しておく必要がある（図1）．

　表2は気管支喘息の重症度判定を示し，表3は喘息のハイリスクグループを示す．重症度が高いあるいはハイリスクグループに該当するようであれば，大学病院などの喘息の管理ができる施設での治療を勧めたほうがよい．

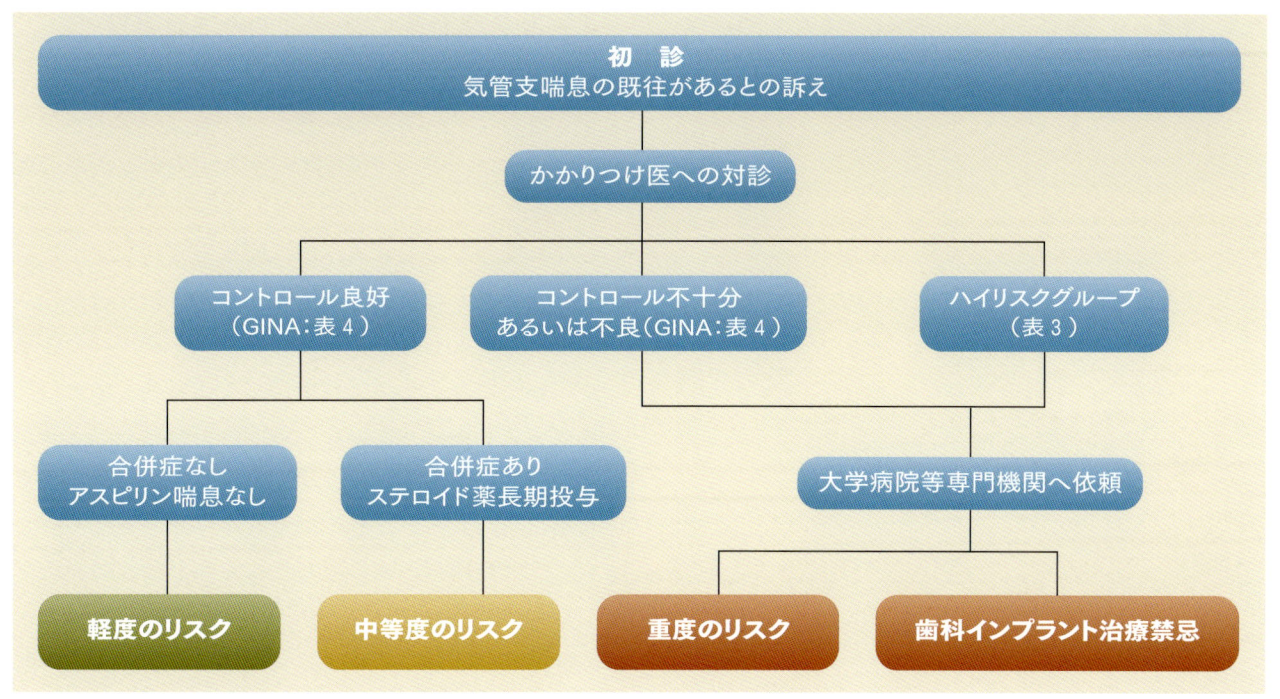

図1 初診時の気管支喘息患者へのリスク度チェックのフローチャート．

表2 気管支喘息の重症度判定（文献4より引用改変）

	間欠的	軽症持続	中等症持続	重症持続
発作頻度	週1回以下	週1〜1日1回	毎日	症状持続
発作持続時間	2,3日以下			頻回に増悪
活動・睡眠制限夜間発作	月2回未満	ありうる月2回以上	あり週1回未満	あり頻回
間歇期肺機能 PEF FEV₁% * 変動	自覚症状なし ＞80% ＜20%	＞80% 20〜30%	60〜80% 30%〜	＜60% 30%〜
吸入β₂刺激薬使用			毎日	

＊ PEF：ピークフロー，FEV₁％：1秒率

表3 喘息のハイリスクグループ（文献5より引用改変）

1．ステロイド薬の全身投与中あるいは中止したばかりである
2．過去の1年間に喘息発作による入院の既往がある
3．過去の1年間に喘息発作により救急外来を受診している
4．喘息発作で気管内挿管をされたことがある
5．精神障害を合併している
6．喘息の治療計画に従わない
7．現在吸入ステロイド薬を使用していない
8．短時間作用性β刺激薬の過剰使用

3　歯科インプラント治療に与える影響と対応

1）歯科インプラント治療は可能か

　喘息は，歯科インプラント治療の成功を阻害するリスクとはならないが，その他の歯科小手術と同様に手術危険度として問題となる．

2）歯科インプラント治療に対するリスク度

　通常，良好なコントロールが得られている症例では，歯科インプラント治療に進んでも問題はない．

表4 喘息のコントロール（GINA2006によるコントロールレベルの定義）（文献6より引用改変）

	コントロール良好（すべての項目が該当）	コントロール不十分（週にいずれかが該当）	コントロール不良
日中の症状	なし（週に2回以下）	週に2回を超える	「コントロール不十分」の項目が週に3つ以上あてはまる
活動の制限	なし	ある	
夜間早期の症状	なし	ある	
発作使用薬の使用	なし（週に2回以下）	週に2回を超える	
呼吸機能（PFFあるいはFEV$_1$）	正常範囲	80％予測値、もしくは自己最良値	
喘息増悪	なし	年に1回以上	週に1回

3）リスク別にどのような対応になるか

　リスク度は，コントロール状態によって左右される．良好なコントロールとは，GINA（喘息管理の国際指針：Global Initiative for Asthma）が表4のように報告している．喘息のコントロールレベルを，コントロール良好，コントロール不十分，コントロール不良と定義し，喘息治療の目標はコントロール良好のレベルを達成し，維持することと明記した．歯科インプラント治療へ進むためには，この基準の「コントロール良好」が最低条件となる．そのうえで，かかりつけ医からの情報，問診，重症度分類等からリスクが高いと判断されたなら，設備の整った大学病院や病院歯科へ治療を依頼することになる．いずれにせよ，梅雨時や秋口には発作が起こりやすいため，コントロールのよい時期を選択することが重要な条件となる．

4）リスクが高いケースでの注意事項

　歯科インプラント手術時には，常用薬や吸入薬を必ず持参させ，緊急時に備える．また，術中はパルスオキシメータでSpO$_2$をモニターすることが必要である．さらに，精神的ストレスが喘息発作の誘因となる場合があるため，精神緊張を緩和し手術に臨む必要がある．麻酔専門医と相談し，精神鎮静法を併用することも有効である．エンジン使用時の注水や印象時の息ごらえで発作が起こる場合もあるので，ストレスを避け，休みながら治療を続けることが重要である．消毒薬，レジンモノマー等の刺激臭でも発作を誘発するとされているため注意を要する．さらに，咽頭部への水の流れ込みも喘息発作の誘因となるため，インプラント体埋入窩形成時の大量の水には細心の注意を払う．万が一，治療中に発作が起こってしまった場合はただちに治療を中止し，呼吸の楽な座位とする．そのうえで，患者が持参した気管支拡張薬，ステロイド吸入を行う．発作が治まらず，呼吸苦を訴える場合は，ただちにかかりつけ医に連絡し，エピネフリンの皮下注射を行いながら緊急搬送とする．

　アスピリン喘息に対しては，鎮痛薬の投与を慎重に行う必要がある．塩基性非ステロイド性消炎鎮痛薬である塩酸チアラミド，エモルファゾンは鎮痛効果が劣るものの，比較的安全に使用できる．モルヒネ，ペンタゾシンは安全に投与可能である．

　気管支拡張薬のテオフィリンは，歯科で使用するマクロライド系抗菌薬やニューキノロン系抗菌薬との併用で，テオフィリンの血中濃度が上がり，中毒症状（痙攣，嘔吐，不整脈等）が起こることがあるため注意を要する．

4 文献にみる歯科インプラント治療へのリスク

　歯科インプラント治療と気管支喘息との関係を報告した論文はみられない．しかし，「3 歯科インプラント治療に与える影響と対応」で示したとおり，当然，気管支喘息の重症度が歯科インプラント手術に対する危険度と関係する．

5 かかりつけ医との連携のとり方

かかりつけ医への対診では，発症年齢，発作の既往と程度，アレルゲンの確認，アスピリン喘息の有無，現在のコントロール状態と今までの経過，常用薬や吸引薬，ステロイド薬全身投与の既往と期間，合併症の有無などについて質問する．また，検査結果として，スパイロメトリー（肺機能）のデータが送られてくることもある．努力性の肺活量（FVC）と1秒率（FEV_1：1秒間に吐くことができる空気の量）が重要であり，いっぱいに空気を吸った状態から思い切り吐いたときの FEV_1/FVC 比は，成人では80％以上であり，これよりも低ければ気道狭窄あるいは気道制限があると考えられる．

6 投薬内容の見方と対応

喘息の治療は，「喘息発作の治療」と「慢性期（非発作時）における喘息治療（管理）」に分けられる．喘息発作の治療は，ただちに発作を鎮めて生命の安全を確保することであり，大量の $β_2$ 刺激薬の頻回吸入とステロイドの全身投与が中心となる．慢性期の治療は，基本的に抗炎症療法であり，強力な抗炎症作用を有するステロイド薬，とくに副作用の少ない吸入ステロイド薬が第一選択薬となっている．吸入ステロイド薬は，吸入された局所で効果を発揮するが，全身的にはほとんど吸収されない．したがって，全身的な副作用は発現しない．喘息治療に用いられる薬剤を慢性期の治療に用いる長期管理薬と発作治療薬に分け，表5に示す．喘息患者の歯科インプラント治療時には，どのような治療薬が投与され，その効果はどうかを確認することが重要である．

表5 喘息治療に用いられる薬剤：長期管理薬と発作治療薬（文献3より引用改変）

長期管理薬
発作を予防するために毎日服用
（1）気道炎症を抑制する薬剤
①吸入ステロイド薬：全身の副作用なし，口腔カンジダ症に注意
②抗アレルギー薬：ヒスタミン H_1 拮抗薬（アレジオン®クラリチン® など）やロイコトリエン受容体拮抗薬（オノン®）など
③経口ステロイド薬：重症例に使用，全身の副作用あり．
（2）気管支を拡張させる薬剤
①長時間作用性 $β_2$ 刺激薬（経口，貼付，吸入）：交感神経刺激→気管支平滑筋弛緩
②経口キサンチン製剤：テオフィリンなどの気管支拡張薬
発作治療薬
発作時に緊急的に使用
（1）ステロイド薬（注射，経口）：緊急時ハイドロコーチゾン等を静脈内投与
（2）キサンチン製剤（注射）：アミノフィリンを点滴静注
（3）短時間作用性 $β_2$ 刺激薬（吸入，経口，注射）：交感神経刺激→気管支平滑筋弛緩

※服用遵守不良に注意

参考文献

1. 社団法人日本アレルギー学会 編．アレルギー疾患診断・治療ガイドライン2007．東京：協和企画，2007．
2. 新実彰男．呼吸器疾患，下気道の閉塞性疾患．In：小川 聡 総編集．内科学書 vol.2．東京：中山書店 2009，318-323．
3. 宮本昭正，須甲松信 監修．財団法人日本アレルギー協会 作成．社団法人日本アレルギー学会喘息ガイドライン専門部会 協力．一般臨床医のための喘息治療ガイドライン2007．東京：協和企画，2007．
4. Section 2 呼吸器 1.気管支喘息．In：子島 潤，宮武佳子，深山治久，森戸光彦 編著．改訂 歯科診療のための内科．京都：永末書店，2011：114-119．
5. 社団法人日本アレルギー学会喘息ガイドライン専門部会 監修．「喘息予防管理ガイドライン2006」作成委員 作成．喘息予防・管理ガイドライン2006．東京：協和企画，2006．
6. 大田 健 監修．GINA 2006 日本語版．東京：協和企画，2007．

間質性肺炎と歯科インプラント治療

矢島安朝
東京歯科大学口腔インプラント学講座

1 どのような病気か

　間質性肺炎は，さまざまな原因から肺胞壁に炎症を起こし，壁が厚く硬くなり線維化が進み，いくら呼吸を行っても，肺胞が膨らまないため吸気を送り込めずガス交換が行いにくくなる疾患である．

　間質性肺炎の原因には，関節リウマチや多発性皮膚筋炎などの膠原病（自己免疫疾患），職業上や生活上での粉塵やカビ，ペットの毛，羽毛などの慢性的吸入，医薬品（薬剤，漢方薬，健康食品など），特殊な感染症などさまざまである．その疾患名や原因名に応じて「リウマチ肺」「アスベスト肺」などとよばれ，これらの原因が特定できるものを「続発性間質性肺炎」とよび，原因が特定できない間質性肺炎は「特発性間質性肺炎」と分類されている．

　特発性間質性肺炎は病態の異なる7つの疾患からなる．特発性肺線維症（IPF），非特異性間質性肺炎（NSIP），特発性器質化肺炎（COP），呼吸細気管支炎関連性間質性肺炎（RB-ILD），剥離性間質性肺炎（DIP），リンパ球性間質性肺炎（LIP），急性間質性肺炎（AIP）に分類されるが，頻度からすると特発性肺線維症が圧倒的に多く80～90％，次いで特発性非特異性間質性肺炎が5～10％である．

　特発性間質性肺炎の原因は不明であるが，多様な遺伝子背景に加え，環境因子の影響を受ける慢性炎症機序の関与が想定されている．危険因子としてもっとも重要なものは「喫煙」であり，とくに特発性肺線維症には喫煙者が多いことが知られている．

　ここでは，頻度の高い特発性肺線維症を中心に述べることとする．特徴的な症状としては，安静時には感じない呼吸困難感が，歩行や入浴など日常生活の動作によって感ずるようになる労作時呼吸困難が

表1　重症度分類判定表（文献2より引用改変）

新重症度分類	安静時動脈血酸素分圧	6分間歩行時SpO$_2$（動脈血酸素飽和度）
I	80Torr 以上	
II	70Torr 以上 80Torr 未満	90％未満の場合はIIIにする
III	60Torr 以上 70Torr 未満	90％未満の場合はIVにする
IV	60Torr 未満	測定不要

出現する．また，季節に関係なく痰をともなわない空咳（乾燥咳嗽）で悩まされる．長期間かけてこれらの症状が出現するため，自覚症状が現れる時期には，病態はかなり進行していることが多い．発症年齢としては50歳以上が多い．医療機関へ受診している患者は10万人あたり10～20人と少ないが，診断されるに至っていない早期病変の患者はその10倍以上である可能性が高いといわれている．

　特発性線維症の臨床所見としては，ばち状指は30～60％にみられ，進行すればチアノーゼ，肺性心，末梢性浮腫などがみられる．体重減少，倦怠感，疲労が認められることもある．

　特発性肺線維症の診断確定後の平均生存期間は，2.5～5年と報告されている．とくに，急性増悪をきたした後の平均生存期間は2か月と予後不良である．また，特発性肺線維症の肺がんの合併率は高いことが知られている．厚生労働省の特定疾患認定基準のなかに特発性肺線維症の重症度分類がなされている（表1）．

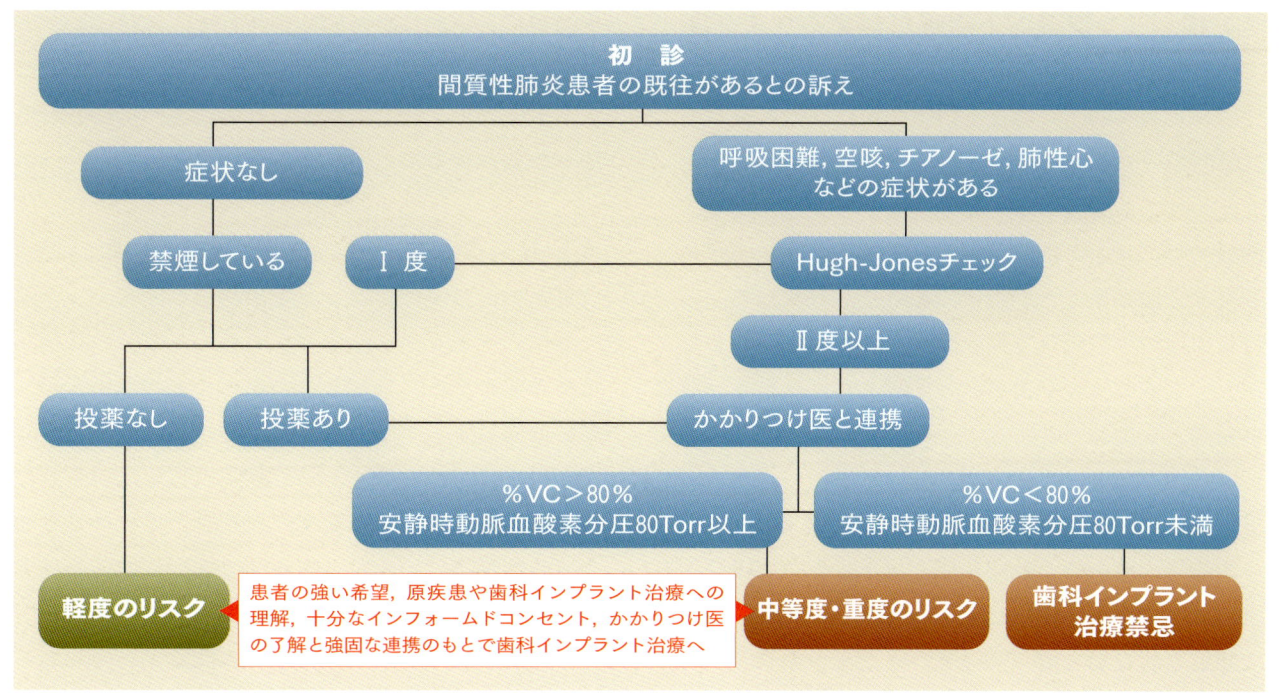

図1 初診時の間質性肺炎患者へのリスク度チェックのフローチャート．　　　　　　　　　　　　　　　　　　　VC：肺活量

2　間質性肺炎のリスクと初診時にチェックすること

　喫煙歴，特発性肺線維症の発症時期と経過，現在の症状・状態（呼吸困難，空咳，チアノーゼ，肺性心など），日常生活における制限，投薬内容と投薬期間（とくにステロイド薬の内服状況）などを初診時にチェックする必要がある（図1）．
　呼吸困難の状況を客観的に判断するために，Hugh-Jonesの分類（表2）が広く用いられている．初診時に，この分類を使って呼吸困難の程度を把握する．

表2　Hugh-Jonesの分類

Ⅰ度	同年代の健常者と同様の生活・仕事ができ，階段も健常者なみに上れる
Ⅱ度	歩行は同年代の健常者なみにできるが，階段の上り下りは健常者なみにできない
Ⅲ度	健常者なみに歩けないが，自分のペースで1km（または1マイル）程度の歩行が可能
Ⅳ度	休みながらでなければ50m以上の歩行が不可能
Ⅴ度	会話や着物の着脱で息がきれ，外出ができない

3　歯科インプラント治療に与える影響と対応

1）歯科インプラント治療は可能か

　間質性肺炎は歯科インプラント手術の危険度と深く関係している．歯科インプラント治療の成功を妨げる因子としては，ステロイド薬を使用している患者にみられる易感染性や骨の治癒不全が問題となる．

2）歯科インプラント治療に対するリスク度

特発性肺線維症においては，現在のところ進行を完全に止めることのできる治療法が存在しないため，初診時の呼吸状態がもっともよい全身的なコンディションであると考えるべきであろう．そのうえで，歯科インプラント治療がもたらす恩恵と症状増悪のリスクを比べることが重要である．したがって，すでに労作時呼吸困難や乾燥咳嗽などの臨床症状が存在している間質性肺炎患者の歯科インプラント治療は禁忌となる．

3）リスク別にどのような対応になるか

本疾患の特徴的な臨床症状が出現している場合は，歯科インプラント治療は禁忌である．また，無症状で発見された場合でも高いリスクをもつものと考え，かかりつけ医から多くの情報を得たうえで，患者の生命予後を中心に総合的に判断して，歯科インプラント治療に進むべきか否かを判定する．この場合は，大学病院等の専門医療機関へ転医して，治療方針を決定するべきである．

4）リスクが高いケースでの注意事項

実際の歯科インプラント手術時では，呼吸，循環を詳細にチェックする必要がある．また呼吸状態から長時間の治療には耐えられないことが多いため，多数の歯科インプラント埋入は避け，休憩をとりながら行うことが重要である．頻回に咳き込むときには，高炭酸ガス血症となり，血圧を上昇させてしまう可能性が高い．また，短時間でも症状増悪の誘因となる可能性のある咽頭部への水の流れ込み，切削片や器具の誤嚥・誤飲には細心の注意が必要である．

4 文献にみる歯科インプラント治療へのリスク

間質性肺炎と歯科インプラント治療の関係について報告している論文はない．

5 かかりつけ医との連携のとり方

かかりつけ医への対診は，患者の予後を知るうえで大変重要である．当然，呼吸困難が著しいときには歯科インプラント治療を希望して来院することはないが，早期発見による無症状患者や軽度の臨床症状を有している患者が来院する可能性は高い．対診内容としては，発症時期と経過，治療内容，今後の見通し，現在の状況，呼吸検査値等である．これらと臨床症状を総合的に判断して治療方針を決定する必要がある．

6 投薬内容の見方と対応

現在のところ，特発性肺線維症に対して有効性の確立した治療法はない．暫定的にステロイド薬が使用されているが，これらの薬剤を用いている患者は，すでに空咳や労作性呼吸困難が発現している可能性が高い．したがって，これらの投薬治療を受けている患者の歯科インプラント治療は禁忌となる．

参考文献

1. 難病情報センター. 特発性間質性肺炎（公費対象）. 難病情報センターホームページ（http://www.nanbyou.or.jp/entry/156）.
2. 貫和敏博. 第1章 呼吸器疾患 B 拘束障害を特徴とする疾患 1. 特発性間質性肺炎. In：高久史麿, 尾形悦郎, 黒川 清, 矢崎義雄 監修. 新臨床内科学 第9版. 東京：医学書院, 2009：75-82.
3. 三尾直士. 第1章 呼吸器疾患 5. 間質性肺疾患. In：井村裕夫 編集主幹. 大井元晴, 岡崎和一, 尾崎承一, 笹田昌孝, 中井義勝, 福田善弘, 福山秀直, 藤田正俊, 武曾惠理 編集. わかりやすい内科学 第3版. 東京：文光堂, 2008：69-75.
4. 厚生労働省特定疾患認定基準. 36. 特発性間質性肺炎. 難病情報センターホームページ（http://www.nanbyou.or.jp/pdf/076_s.pdf）.

Chapter 3

消化器疾患

Chapter 3 消化器疾患

1 胃・十二指腸疾患と歯科インプラント治療

永原國央　田邊俊一郎
朝日大学歯学部口腔病態医療学講座インプラント学分野

1 どのような病気か

　胃・十二指腸疾患のうち，歯科インプラント治療に際し注意を要する病気として，急性胃炎，慢性胃炎，胃・十二指腸潰瘍，胃がん等がある．

①急性胃炎
　何らかの原因〔アルコールの過飲，非ステロイド系抗炎症薬：non-steroidal anti-inflammatory drugs（NSAIDs，表1），抗菌薬，暴飲暴食，寄生虫：アニサキス，ストレス等〕により，胃粘膜の充血，浮腫が起こり，上腹部痛，上腹部膨満感，悪心，嘔吐といった症状が現れる．

②慢性胃炎
　種々の要因によって反復あるいは持続する胃炎の結果生じる胃粘膜の慢性変化であり，最終的には胃腺の萎縮性変化を示す疾患である．近年はその原因として H.pylori（ヘリコバクターピロリ）が重要視されている．症状としては上腹部鈍痛，上腹部膨満感，悪心，嘔吐，食欲不振等が現れることがあるが，無症状のこともある．

③胃・十二指腸潰瘍
　もっとも多いのが，H.pylori が関与し発症した消化管粘膜の炎症に起因して，胃液中の酸，ペプシンの消化性作用により消化管壁に組織欠損が発症し，悪心，嘔吐，食欲不振に加え，空腹時に心窩部の鈍痛を自覚するものである．激痛がある場合は，穿通あるいは穿孔の可能性がある．
　つぎに，NSAIDs により内因性プロスタグラン

表1　主なNSAIDsの分類と代表的薬物の一般名

分類名	代表的薬物名
サリチル酸誘導体	サリチル酸，アセチルサリチル酸，ジフルニサル
インドール酢酸誘導体	インドメタシン，スリンダク，エトドラグ
ヘテロアリル酢酸誘導体	フェンブフェン，ジクロフェナック，トルメチン，ナブメトン
プロピオン酸誘導体	イブプロフェン，フルルビプロフェン，ケトプロフェン，ナプロキセン，プラノプロフェン，フェノプロフェン，ロキソプロフェン，オキサプロジン　など
フェナム酸誘導体	メフェナム酸，フルフェナム酸，トルフェナム酸，フロクタフェニン
チアジン誘導体	ピロキシカム，テノキシカム，メロキシカム
ピラゾロン誘導体	フェニルブタゾン，オキシフェンブタゾン，スルピリン，アミノピリン，アンチピリン
パラアミノフェノール誘導体	アセトアミノフェン，フェナセチン
特異的COX-2阻害薬	NS-398，フロスリド，L-745，L-337，ニメスリド，FK-3311，T-614，Dup697，SC-58，SC-125
塩基性抗炎症薬	エピリゾール，ベンジダミン，チアラミド

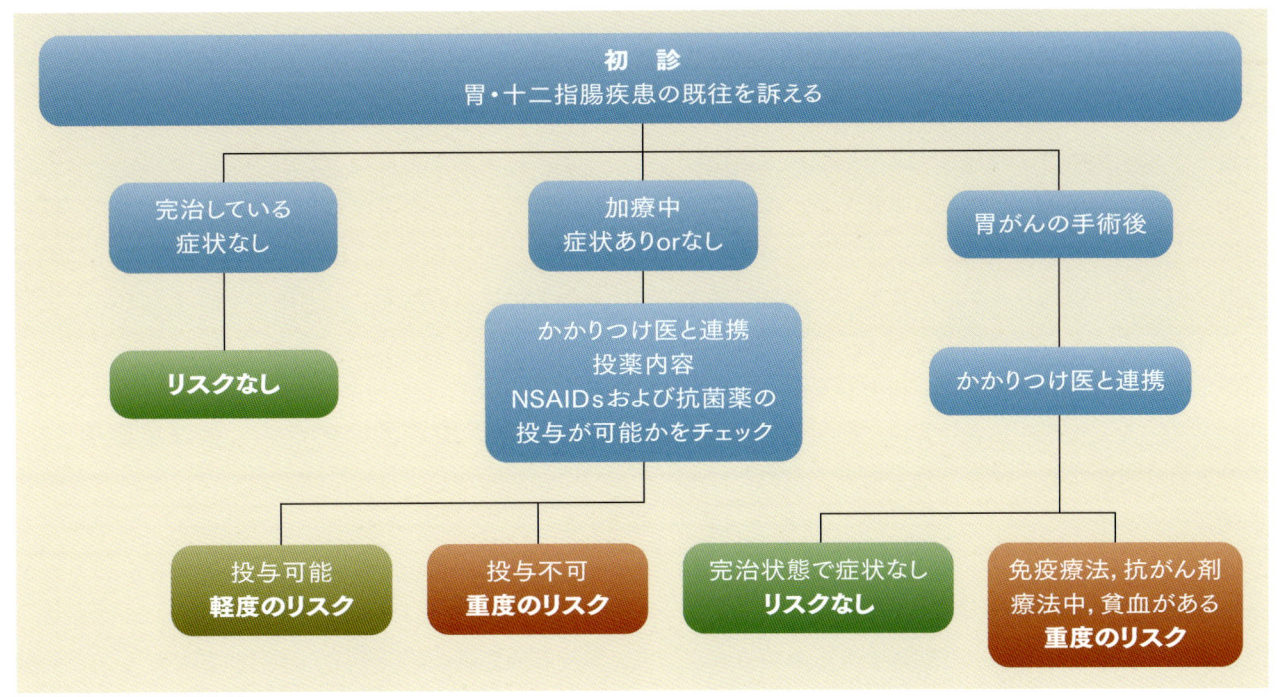

図1 初診時の胃・十二指腸疾患患者へのリスク度チェックのフローチャート．

ディンの低下，胃粘膜の血流低下，防御因子の低下，さらには，ステロイドとの併用により発症するもので，手術後の鎮痛薬の使用には注意を要する．

④胃がん

胃粘膜に発症した悪性腫瘍である．早期胃がんにおいては無症状のことが多く，なかには上腹部症状として心窩部痛を認める場合が多い．近年は，H.pylori が胃がんの主要な原因であると考えられている．歯科インプラント治療においては，胃がんの手術後の鉄欠乏性貧血が重要となる．

2 胃・十二指腸疾患のリスクと初診時にチェックすること

初診時における一般的問診事項のなかで，上腹部痛，上腹部膨満感，悪心，嘔吐，食欲不振等の消化管症状を聞くことが重要となる．また，胃がんおよびその手術の既往を聴取しなければいけない（図1）．

急性胃炎，慢性胃炎，胃・十二指腸潰瘍が疑われる場合は，NSAIDsおよび抗菌薬の投与に注意しなくてはいけない．消化器系の潰瘍により歯科インプラント手術後の感染予防，消炎鎮痛を目的とした投薬が不可能な場合は，手術の適応外になる．しかし，静脈内投与，筋肉内投与できる製薬を使用することで回避は可能であるが，長期経過を考えると歯科インプラント治療部が顎骨等の感染源となる危険性があることで，そのつど，静脈内投与，筋肉内投与等を考えるとなると，安易に歯科インプラント治療を行うべきではない．

胃がんの場合は手術を受け，経過良好であることを確認しなくてはいけない．また，免疫療法あるいは抗がん剤療法を継続している場合があるので，しっかりと問診を行う．さらに，上部消化管（食道，胃，十二指腸）の手術後には鉄欠乏性貧血を併発していることが多いため，そのチェックが必要となる．

3　歯科インプラント治療に与える影響と対応

　胃・十二指腸疾患が歯科インプラント治療の妨げとなるのは，手術後の投薬による胃・十二指腸疾患の悪化および嘔吐，下痢，吐血，下血等が誘発され，抗菌薬が十分に吸収されず血中濃度が不十分で感染を引き起こすこと，抗炎症薬の服用により，それらの消化器系疾患の症状等がさらに増悪することである．また，その後の問題としては，消化管手術による鉄欠乏性貧血による治癒不全を招来することである．

1）歯科インプラント治療は可能か

　術後投薬に関する問題点を回避できるのであれば，歯科インプラント治療は可能である．かかりつけ医との連携が必要であるとともに，あらかじめ術後に処方する薬剤を服用させ，確認することも必要と考える（貧血に関しては94〜97頁参照）．

2）歯科インプラント治療に対するリスク度

　リスク度は，投薬可能かどうかにより"軽度から重度"に至る．また，貧血のみであれば，リスク度は"中等度"であると考える．

3）リスク別にどのような対応になるか

　消炎鎮痛薬の投与が可能か，また，抗菌薬の使用が可能かということにより，そのリスク度が分類される．すなわち，安全に投与できる消炎鎮痛薬があるか，抗菌薬があるかを，手術前に確認しておく必要がある．もし手術後に投薬による胃・十二指腸疾患が悪化し，さらに，疼痛，炎症，感染により患者へのストレスの増大，手術創の治癒不全を招くと大きな問題となる．

4）リスク度が高いケースでの注意事項

　十分な問診によって，状態および投薬内容を聴取する．
　投薬により嘔吐，下痢，吐血，下血等が起こることで，胃・十二指腸疾患が悪化する．これにより，術後疼痛抑制，感染予防が不可能となることで手術創は治癒せず感染がひどくなり，全身的症状が発症し，最終的には菌血症，敗血症に至る．胃・十二指腸疾患に関しては，最悪の場合は穿通，穿孔が発症し，これに対しても救急処置が必要となる．
　術後投与可能な消炎鎮痛薬，抗菌薬を決め，あらかじめ投与し問題ないか確認を行う．しかし，内服での投与が難しい場合は，静脈内投与も考慮する．
　また，長期予後を考えた場合，インプラント周囲炎という感染源が存在する状況があるため，症状によっては，抗菌薬の投与が必要になる場合が考えられる．そのため，投与可能な薬剤がない場合は，非常にリスクが高くなることを考慮しなくてはいけない．

4　文献にみる歯科インプラント治療へのリスク

　胃・十二指腸疾患が歯科インプラント治療のリスクになったという文献的な報告は散見されないが，歯科インプラント治療の総説的論文で，全身的リスクファクターの項目のなかには，常に入れられている[1]．

5 かかりつけ医との連携のとり方

　かかりつけの医師に対診をとり，歯科インプラント手術後にどのような消炎鎮痛薬，抗菌薬をどの程度（1日量と投与日数）処方するかという具体的なコメントに対し，投与可能か，投薬薬剤の種類は適切か等の回答をもらうようにする．

　H. pylori は潰瘍および胃がんの原因であることが知られてきており，その除菌療法も予防処置として行われている．一般的には，プロトンポンプ阻害薬（PPI）と抗生物質2剤〔アモキシシリン（AMPC）＋クラリスロマイシン（CAM）〕を組み合わせた「PPI＋AMPC＋CAM」の3剤併用療法で，3剤を7日間服用する，というものであるが，歯科インプラント治療を含めた口腔領域の小手術での術後感染予防の投薬と重複するおそれがあるため，かかりつけ医との連携は重要である．

6 投薬内容の見方と対応

　胃炎，慢性胃炎，十二指腸潰瘍等には，多くは，ヒスタミンH2受容体拮抗薬，抗ガストリン薬（プロトンポンプ阻害薬：PPI）等の消化性潰瘍治療薬が投与されている．最近では，H. pylori に対する除菌療法のためにPPIと抗菌薬（アモキシシリン，クラリスロマイシン）が投与されている．

　胃がんにおいては，胃切除後の貧血を併発し投薬を受けている．主に経口の造血薬（鉄剤）である．また，悪性腫瘍手術後には，免疫賦活薬を服用している場合があるが，主に補助物質であるレバミゾール，イソプリノシンといったもので，T細胞，マクロファージ，NK細胞を活性化させている．この場合，創傷治癒に対する注意が必要である．

表2　疾患別投薬されている薬物の一般名

疾　患	投　薬　名
胃炎	プロトロンビン阻害薬，H2受容体拮抗薬，抗コリン薬，粘膜保護薬
胃・十二指腸潰瘍	プロトンポンプ阻害薬，H2受容体拮抗薬，粘膜微小循環改善薬，粘液産生・分泌促進薬，ピロリ菌除菌療法

参考文献

1．Palma-Carrió C, Maestre-Ferrín L, Peñarrocha-Oltra D, Peñarrocha-Diago MA, Peñarrocha-Diago M. Risk factors associated with early failure of dental implants. A literature review. Med Oral Patol Oral Cir Bucal 2011；16(4)：e514-517.
2．Alsaadi G, Quirynen M, Komárek A, van Steenberghe D. Impact of local and systemic factors on the incidence of late oral implant loss. Clin Oral Implants Res 2008；19(7)：670-676.
3．井田和徳，堂前尚親，西田次郎 編集. 歯科のための内科学 改訂第3版. 東京：南江堂，2010：117-139.
4．栗山欣弥，遠藤政夫，笹 征史，大熊誠太郎 編. 医科薬理学 第3版. 東京：南山堂，1998：487-517.

肝臓・膵臓疾患と歯科インプラント治療

永原國央　田邊俊一郎
朝日大学歯学部口腔病態医療学講座インプラント学分野

1　どのような病気か

　肝臓疾患は，それに起因する肝機能障害があることで身体の恒常性（ホメオスターシス）が壊されていると考えなくてはいけないし，ウイルス感染症であれば院内感染のおそれがあるということも考えなくてはいけない．

　膵臓疾患の場合は，膵機能障害を招来していることで消化液の分泌，内分泌系へのホルモンの分泌障害を考えなくてはいけない．消化液としては，アミラーゼ（炭水化物分解酵素），リパーゼ（脂肪分解酵素），トリプシノーゲン，キモトリプシノーゲン（蛋白分解酵素）が分泌されている．ホルモンとしては，インスリン，グルカゴン，ソマトスタチンが分泌されており，血糖値のコントロールを行っている．

　肝臓疾患の場合は，急性肝炎，劇症肝炎など非常に症状が強く現れるものに関しては歯科診療所を受診することはないが，症状の比較的軽いウイルス性肝炎，慢性肝炎（アルコール性肝障害，非アルコール性脂肪性肝疾患），肝硬変，薬物性肝障害等では歯科診療所の受診が考えられるため，その疾患を認識しなくてはいけない．これらの肝臓疾患では，肝機能障害が存在することで治癒不全，易感染症，そしてウイルス性肝炎では院内感染の危険性がある．

　膵臓疾患には，急性膵炎，慢性膵炎がある．それぞれの疾患で膵臓機能障害を起こすため，アミラーゼなどの消化酵素，インスリンなどのホルモンの作用に異常が起こる．

①ウイルス性肝炎

　感冒様の症状から始まり食欲不振，易疲労感，そして黄疸が出現する．検査データでは，GPT（ALT）＞GOT（AST）の著明な上昇がみられ，遅れてビリルビンの上昇，胆道系酵素の上昇がみられる．重症例ではプロトロンビン時間が著明に延長する．

　ウイルス感染症では，その感染性が問題となる．現状では，B型肝炎に関してはHBsおよびHBe抗原検査が行えることで，その感染性が強いことが把握できるが，A型肝炎およびC型肝炎に関しては抗体検査のみの結果しか得られないため，抗体検査陽性であった場合は感染性があると判断する．ただし，A型の場合，その感染性は低い．

②慢性肝炎

　多くは無症状であり，肝硬変に近くなると手掌紅斑，くも状血管腫がみられる．検査結果では，GPT（ALT）＞GOT（AST）の上昇が認められることもあるが，病状が落ち着いていると検査データは正常のこともある．

③肝硬変

　多くの症例がC型肝炎ウイルス，B型肝炎ウイルス，アルコールが原因となっている．臨床症状はくも状血管腫，手掌紅斑，女性化乳房等が主に認められる．検査データでは，GOT（AST），GPT（ALT）の軽度上昇，血清アルブミンの低下，γグロブリンの上昇がみられる．そのほかに，白血球数，血小板数，赤血球数が減少し，プロトロンビン時間が延長する．

④薬物性肝障害

　肝毒性のある物質により引き起こされる肝障害と，薬物に対するアレルギー反応により引き起こされる

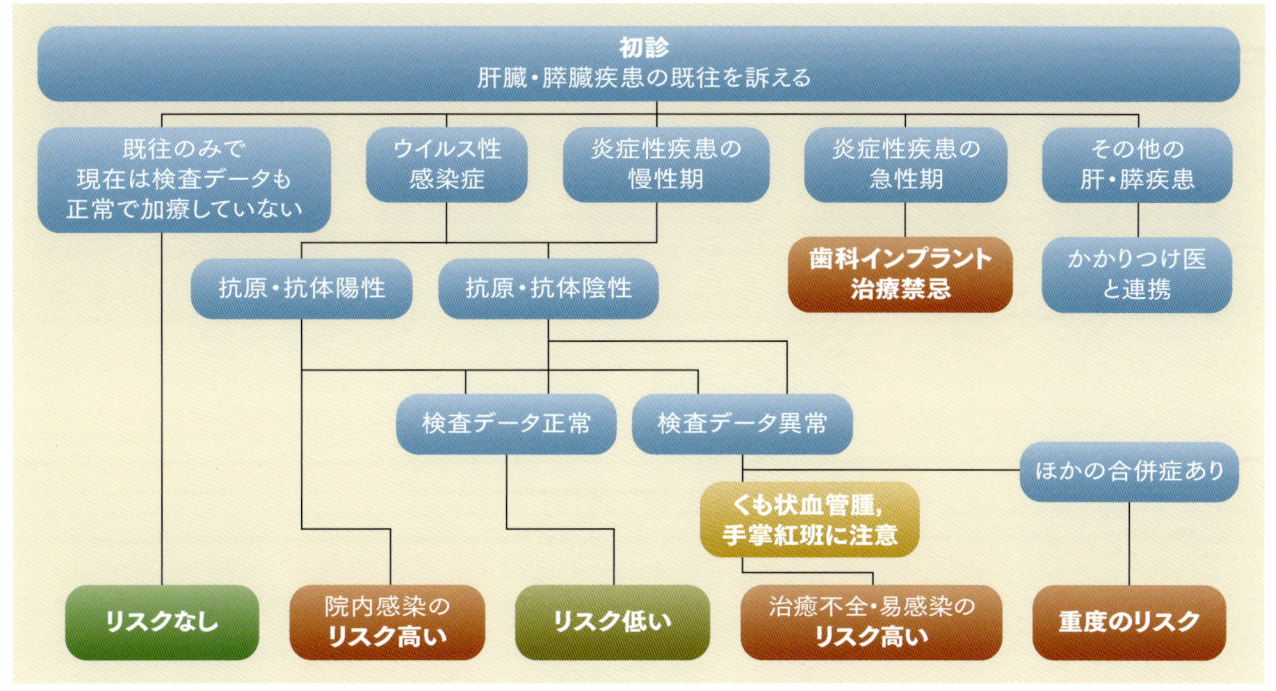

図1 初診時の肝臓・膵臓疾患患者のリスク度チェックのフローチャート．

肝障害とに大別される．一般的に肝障害を引き起こしやすい薬物として，a．中枢神経用薬として抗てんかん薬，鎮痛・解熱・消炎薬，b．抗菌薬，c．循環器用薬，d．代謝性医薬品，e．化学療法薬，f．消化管用薬，g．抗腫瘍用薬等が挙げられる．

歯科領域では，鎮痛薬と抗菌薬が高頻度に使用されるが，これらの薬物は他の領域においても高頻度に投与されている．問診にて内服薬の内容を十分に聴取し，重複しないように処方しなければならない．

⑤急性膵炎

脂肪食，過食，多量飲酒等の後に上腹部の激しい痛み，しばしば背部痛，悪心，嘔吐を発症する．検査データでは，膵アミラーゼ，リパーゼおよびトリプシンの上昇を認める．

⑥慢性膵炎

男性ではアルコール性が多いが，女性では原因不明の特発性が多い．臨床症状としては，膵機能低下にともなう内分泌，外分泌の低下が起こり，インスリン分泌低下による糖尿病の症状である口渇感，体重減少がみられ，消化液分泌低下により脂肪便が認められる．

2　肝臓・膵臓疾患のリスクと初診時にチェックすること

初診時において肝臓・膵臓疾患の既往を聴取する場合，どのような疾患であるかを聞く．とくに，現在加療中であるかどうか，加療中であれば，どのような治療内容なのかを聴取する（図1）．その結果，現在は完治した状態であり，検査データが正常で治療も必要ない状態であれば，歯科インプラント治療のリスクはないと考えて問題ない．ただし，ウイルス性肝炎の場合は，院内感染の危険性を含んでいるため，注意を要する．また，炎症性疾患で急性状態の場合は，歯科インプラント治療は禁忌と考え

表1　注意を要する検査項目

検査項目	正常値
GOT（AST）	10〜40IU/l
GPT（ALT）	5〜40IU/l
ChE	男性 203〜460IU/l 女性 179〜354IU/l
γ-GTP	50IU/l 以下
総蛋白（TP）	6.8〜8.2g/dl
アミラーゼ	60〜200IU/l

る．慢性状態であり，検査データが正常でとくに治療を行う必要性がない場合は，リスクは低いと考える．しかし，慢性状態で，手掌紅斑あるいは前胸部，背部，上腕部皮膚にくも状血管腫を認めたり，検査データの異常（表1）および合併症などがある場合には，歯科インプラント治療に対するリスクは高いと考える．また，かかりつけ医との連携が重要である．

3　歯科インプラント治療に与える影響と対応

1）歯科インプラント治療は可能か

①肝臓疾患

　肝機能の検査，感染症の検査（A型肝炎，C型肝炎ではウイルス抗体，B型肝炎の場合のみ抗原）と肝機能検査，血小板数，プロトロンビン時間を検査する．検査値に問題なく治療の必要がない状態であれば，健常者と同様に歯科インプラント治療を行う．

　ウイルス抗原，抗体が陽性の場合は，周囲への感染予防に留意して処置を行う．また，急性期の場合には肝機能障害の急激な悪化による全身状態の急変が考えられるため，かかりつけ医への対診，紹介，治療が必要となる．

　肝機能異常の場合は，術後の感染，手術創の治癒不全を発症することがあるので十分な抗菌薬等の投与が必要となる．

　血小板数，プロトロンビン時間延長などの異常があった場合は，術中・術後の出血のコントロールが行えない可能性があるため，かかりつけ医での治療が必要となる．

②膵臓疾患

　膵機能の検査では，血中のアミラーゼ，リパーゼなどの膵酵素を計測するとともに，血糖値を含めた糖尿病の検査も必要となる．

　膵機能の異常があった場合にはかかりつけ医に対診が必要となる．

2）歯科インプラント治療に対するリスク度

　症状に応じてリスク度は変わる．かかりつけ医により治療が行われている場合はそちらが優先され，健康な状態になってから歯科インプラント治療を考える．

3）リスク別にどのような対応になるか

　ウイルス性肝炎で，肝機能が正常値の場合は，院内感染への配慮を行うことで治療が可能であり，大きなリスクはない．

　肝機能検査あるいは膵機能検査のデータが異常な場合，リスクは"中等度以上"となる．この場合，治癒不全，術後感染などを招き骨接合獲得へのリスクとなるため，患者への十分な説明が必要である．

4）リスク度が高いケースでの注意事項

　肝臓・膵臓疾患でリスク度が高いのは，検査データが異常で，病状が急性期にあるというもので，これらに対しては，歯科インプラント治療は禁忌となる．病状が慢性期のものであって，機能検査データが異常である場合は，かかりつけ医に対診を行い，今後の見通しおよび検査データの正常化の可能性を確認する．今後，機能回復とともに検査データの正常化が見込める場合は，歯科インプラント治療可能ではあるが，長期において予知性が不明であることを十分に説明し，患者の同意を得て歯科インプラン

ト治療を行う．
　処置中は，手術後の感染，治癒不全には十分配慮しなくてはいけない．また，院内感染等にも注意が必要である．

4　文献にみる歯科インプラント治療へのリスク

　文献的報告はとくにないが，歯科インプラント治療の総説的論文で，全身的リスクファクターの項目のなかには常に入れられている．

5　かかりつけ医との連携のとり方

　治療経過および現在の状況と今後の見通しを聞く．炎症が急性期であったり，大幅な異常値を示していたり，他の合併症（糖尿病，出血性素因，高血圧，心疾患，呼吸器疾患など）が存在したりする場合は，さらにリスクが高いと考えなくてはいけない．

6　投薬内容の見方と対応

　肝炎に関しては肝庇護薬が投与されている場合があるが，ウイルス性肝炎での急性期，劇症期にはインターフェロンが使われている．
　また，慢性膵炎に対しては，非ステロイド性抗炎症薬などの投与を受けたり，なかには，糖尿病の発症にともないインスリンの投与を受けたりしている場合もある．

参考文献
1. 井田和徳,堂前尚親,西田次郎 編集.歯科のための内科学 改訂第3版.東京：南江堂，2010：141-174.

Chapter 4

內分泌疾患

Chapter 4 内分泌疾患

1 甲状腺疾患（甲状腺機能亢進症，甲状腺機能低下症）と歯科インプラント治療

矢島安朝
東京歯科大学口腔インプラント学講座

1 どのような病気か

甲状腺は内分泌器官の1つでありホルモンを産生する．甲状腺ホルモンは全身の細胞に作用することにより，各細胞の代謝を活発にするはたらきをもつ．甲状腺ホルモン(thyroid hormone)には，トリヨードサイロニン(トリヨードチロニン，triiodothyronin：T_3)とサイロキシン(チロキシン，thyroxin：T_4)の2種類がある．甲状腺疾患をそのはたらきによって分類すると，甲状腺機能亢進症と甲状腺機能低下症に分けられる(表1)．

①甲状腺機能亢進症

甲状腺機能亢進症は，末梢血中に存在する過剰の甲状腺ホルモンが，全身諸臓器に分布する甲状腺ホルモン受容体を介して甲状腺中毒症を生ずる病態である．甲状腺機能亢進症のほとんどは，バセドウ病(Basedow disease)であるといわれている．バセドウ病は，抗TSH(甲状腺刺激ホルモン)受容体抗体によって，甲状腺機能の亢進が引き起こされる自己免疫疾患である．遺伝的素因に何らかの環境因子が加わって，抗TSH受容体抗体が生成される．この抗体はTSH(甲状腺刺激ホルモン)と同じように，甲状腺を刺激して甲状腺ホルモンの合成や分泌を増加させ，甲状腺機能亢進症を引き起こす．発症頻度は圧倒的に女性が多く，男性の約7～10倍といわれている．発症年齢は15～50歳ぐらいである．バセドウ病の臨床症状には，表2のように眼球突出，多汗，動悸，体重減少，手指振戦，疲労感などの自覚症状および慢性甲状腺腫大，頻脈などの他覚症状がある．

表1 甲状腺疾患（甲状腺機能亢進症，甲状腺機能低下症）の分類（文献2より引用改変）

A．甲状腺機能亢進症
1．バセドウ(Basedow)病
2．プランマー(Plummer)病および中毒性多結節性甲状腺腫 付：亜急性甲状腺炎（一過性の機能亢進） 付：無痛性甲状腺炎（一過性の機能亢進）
B．甲状腺機能低下症
1．原発性甲状腺機能低下症 　a．慢性甲状腺炎（橋本病） 　b．先天性甲状腺低形成 　c．甲状腺ホルモン合成酵素欠損症 　d．ヨード欠乏症 　e．ヨード過剰 　f．TSH不応症
2．下垂体甲状腺機能低下症
3．視床下部性甲状腺機能低下症
4．甲状腺ホルモン不応症 付：甲状腺クリーゼ

②甲状腺機能低下症

甲状腺機能低下症とは，さまざまな原因で甲状腺ホルモン作用不足に陥った状態で原発性と中枢性に分けられる．原発性甲状腺機能低下症は甲状腺自体に機能不全がある場合であり，中枢性機能低下症は，甲状腺機能を調節する下垂体や視床下部に異常がある場合をいう．

甲状腺機能低下症の原因としてもっとも多いものは橋本病である．橋本病とは，自己免疫疾患であり，甲状腺特異的自己抗体の産生と甲状腺細胞障害が特徴である．バセドウ病の原因となる自己抗原がTSHレセプターであるのに対して，橋本病では，さまざまな候補が挙げられているが，明確な病因との関連は不明である．いずれにせよ，橋本病は自己免疫疾患による慢性甲状腺炎の病態を呈する疾患である．

　橋本病は成人女性に多く発症し，男性の約10〜20倍の発現頻度といわれている．甲状腺機能低下症の顔貌は特徴的で，ぼんやりとした無気力様の顔つきを呈し，顔のむくみ，薄い眉毛，口唇や舌の肥大をともなうことが多い．皮膚も甲状腺ホルモンの欠乏に敏感に反応し，乾燥して粗ぞう感の強い皮膚に変化する．また，声も特徴的で，声帯浮腫の影響により，声は低く，嗄声（しわがれ声）を認める．舌の運動も悪いため会話もゆっくりとなる．全身的には，徐脈，体重増加，全身倦怠感，体温低下などがある．

表2　バセドウ病の臨床症状（文献1より引用改変）
（　）内は発生頻度

1．	甲状腺腫（97％） びまん性腫大，高齢者では20％で認めない
2．	頻脈（90〜95％） 心房細動のことあり
3．	眼球突出（約50％） 甲状腺中毒症のなかでバセドウ病に特異的 高齢者では出現しにくい
4．	手指振戦（75〜97％） Rosenbach徴候
5．	多汗（75〜90％） 皮膚湿潤
6．	やせ（65％） 多食してもやせる，若年者では体重増加を示すことあり
7．	月経異常（約40％） 一般に少量，不規則となる
8．	下痢（10〜20％） 一般に軟便となる，激しい下痢と高熱は甲状腺クリーゼを示す
9．	筋脱力（4％以下） 若年者に起こりやすい

2　甲状腺疾患のリスクと初診時にチェックすること

　甲状腺疾患の患者は，経過が長いため，みずからの疾病に対する認識が高く，知識も豊富である．そのため，医療面接において多くの情報を得ることは容易だが，歯科医師側の知識不足により，患者に不安を与えてしまうことは避けなければならない．

　まず，具体的な診断名と診断された時期，さらにその治療経過と臨床症状の変化を把握する（図1）．治療方法としては，バセドウ病の場合，抗甲状腺薬，^{131}I内用療法，外科療法に分けられるが，本邦では抗甲状腺薬でのコントロールが多い．橋本病の場合は，甲状腺ホルモン製剤を内服する補充療法を行っていることが多く，これは生涯服用し続けることになる．これらの治療により，現在安定しているのか，あるいはコントロール不十分なのかは，歯科インプラント治療を行ううえで重要な因子である．合併症としては，他の自己免疫疾患の有無，糖尿病，心房細動，高血圧症，狭心症，心筋梗塞，脳梗塞などをチェックする．

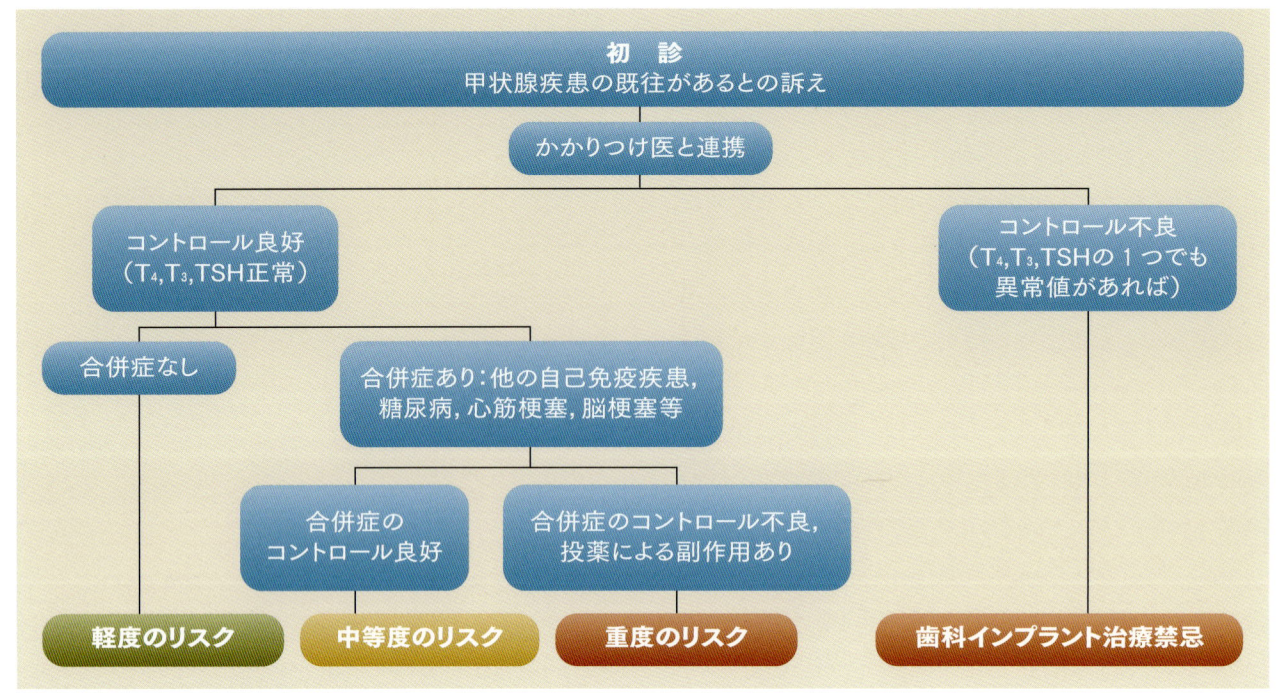

図1 初診時の甲状腺疾患患者のリスク度チェックのフローチャート.

3 歯科インプラント治療に与える影響と対応

1）歯科インプラント治療は可能か

　甲状腺疾患が直接，歯科インプラント治療の成功を妨げる因子となることはない．しかし，歯科インプラント外科手術時のリスクファクターとなりうる．つまり，歯科インプラント治療にとって甲状腺疾患は，口腔外科小手術に対する「手術危険度」と同じリスクをもつことになる．

2）歯科インプラント治療に対するリスク度

　甲状腺機能亢進症では，甲状腺ホルモン血中濃度が正常であり，コントロールが良好で，他の合併症がないか，あるいは良好に管理されていれば，歯科インプラント手術にはまったく問題がない．コントロールの指標は，血中のサイロキシン（T_4），トリヨードサイロニン（T_3）の血中甲状腺ホルモンおよび甲状腺刺激ホルモン（TSH）の正常化である．
　甲状腺機能亢進症でのリスクとして大きな問題は甲状腺クリーゼである．甲状腺クリーゼとは，コントロール不良な甲状腺機能亢進症が背景に存在し，ここに強い全身的ストレス（手術侵襲等）が加わると，甲状腺ホルモンは短時間で急激な上昇を起こし，生体の代償機能が破綻して複数臓器が機能不全に陥り，生命を左右する緊急事態となることを指す．当然，誘因となる強いストレスには歯科インプラント手術も含まれる．甲状腺クリーゼの症状としては，38℃以上の発熱，流れるような汗，120/分を超える洞性頻脈や心房細動，嘔心・嘔吐，腹痛，水様便などの消化器症状，意識障害が挙げられる．治療には緊急を要し，いったん発症すると死亡率は高く，きわめて予後不良である．したがって，歯科インプラント手術はコントロールが不良であれば禁忌となる．
　甲状腺機能低下症では，甲状腺ホルモン血中濃度が正常であり，コントロールが良好で，他の合併症がなければ，歯科インプラント手術にはまったく問題がない．しかし，甲状腺機能低下症は甲状腺ホルモン欠乏による新陳代謝低下により，さまざまな臓

器に障害をきたしている可能性があり，これらは歯科インプラント手術のリスクファクターとなる．とくに，心機能の低下(徐脈，心不全)と精神活動の低下(無気力，精神鈍麻，記銘力低下)は，手術危険度と大きく関連する．コントロールのために服用している甲状腺ホルモン製剤投与で注意すべきことは，狭心症や心筋梗塞を誘発しやすいことと，副腎皮質機能不全をともなっているときは，ステロイド薬の補充も必要となることである．したがって，十分にコントロールされている甲状腺機能低下症症例であっても，上記のリスクがあることを考慮して歯科インプラント治療へ進むことが肝心である．コントロール不良な甲状腺機能低下症症例は，歯科インプラント治療の禁忌症となる．コントロールの指標は，機能亢進症と同様に血中の遊離 T_4，T_3，TSH である．

3）リスク別にどのような対応になるか

甲状腺機能亢進症，甲状腺機能低下症の両者ともコントロールが良好で，合併症がなければ歯科インプラント治療へ進むことが可能である．しかし，コントロールが不良であったり，白血球減少症，肝機能異常など(機能亢進症)の合併症や，あるいは狭心症や心筋梗塞，副腎機能不全など(機能低下症)の合併症が存在すると手術危険度のリスクは高くなる．

4）リスクが高いケースでの注意事項

甲状腺機能亢進症の歯科インプラント手術時には，術前にバイタルサインが安定していることを確認する．頻脈や発熱がみられたときは手術を延期する．また，局所麻酔薬のエピネフリンの使用は避ける．そして，血圧，心拍数，心電図のモニター下で行う．万が一甲状腺クリーゼに陥った場合は，ヨウ素化合物や抗甲状腺薬の投与，β遮断薬の投与，ステロイドの投与などが必要とされるが，循環虚脱，昏睡の可能性があるため，緊急搬送することが第一選択となる．

4 文献にみる歯科インプラント治療へのリスク

歯科インプラント治療の成功と甲状腺疾患に関する臨床論文は，みあたらない．

5 かかりつけ医との連携のとり方

甲状腺機能亢進症，甲状腺機能低下症のいずれも，かかりつけ医への対診を行わなければならない．両疾患ともコントロールの状態を質問し，まだコントロールできていない状態であれば，歯科インプラント治療を行ってはならない．コントロールの指標は，血中の遊離 T_4，T_3，TSH が正常範囲内に保たれていることである．とくに甲状腺機能亢進症のコントロール不良症例では，歯科インプラント手術のストレスにより，甲状腺クリーゼを発症し多臓器不全に陥ると，生命の危機を意識した対応が必要となる．

甲状腺機能亢進症の治療に用いられる抗甲状腺薬の副作用についても対診によって聞き出す必要がある．副作用として白血球減少症を発症している場合は，程度に応じて歯科インプラント手術や通常の歯科治療も行ってはならない場合があるため注意を要する．甲状腺機能低下症の場合，合併症(心機能低下，精神活動低下等)の併発についても問い合わせが必要である．

6　投薬内容の見方と対応

　甲状腺機能亢進症での投薬は，抗甲状腺薬(メルカゾール®，チラウジール®)であり，甲状腺細胞におけるヨードの有機化を阻害することにより，甲状腺ホルモン合成を抑制する．抗甲状腺薬の副作用を**表3**に示す．頻度の高いじん麻疹様皮膚発疹，白血球減少，肝機能障害は，投与開始3か月以内に多く認められる．重篤な顆粒球減少症では，感染症に厳重な注意が必要である．

　甲状腺機能低下症での投薬は，甲状腺ホルモン製剤として乾燥甲状腺末(チラージン®，チレオイド®)，合成 T_3 製剤(チロナミン®)，合成 T_4 製剤(チラージンS®)が用いられている．副作用として甲状腺ホルモン投与は狭心症，心筋梗塞を誘発するため，歯科インプラント手術時には生体情報モニターによる管理が重要である．

表3　抗甲状腺薬の副作用(文献1より引用改変)．

1．軽症の副作用
1）頻度の高い症状 　発疹，じん麻疹，関節痛，発熱，一過性白血球減少，一過性肝機能障害
2）稀な症状 　消化器症状，味覚・嗅覚障害，関節炎
2．重症な副作用
1）稀な症状 　顆粒球減少症
2）非常に稀な症状 　再生不良性貧血，血小板減少，薬剤性肝炎，胆汁うっ滞性肝炎，血管炎，SLE様症候群，低プロトロンビン血症，低血糖(抗インスリン抗体)等

参考文献

1. 森 昌朋, 高須信行. 第6章 内分泌疾患　甲状腺疾患. In：高久史麿, 尾形悦郎, 黒川 清, 矢崎義雄 監修. 新臨床内科学 第9版. 東京：医学書院, 2009：773-785.

2. 赤木尚史. 第8章 内分泌疾患　4.甲状腺疾患. In：井村裕夫 編集主幹. わかりやすい内科学 第3版. 東京：文光堂, 2008：869-876.

Chapter 4 内分泌疾患 2

副腎皮質疾患（アジソン病，クッシング症候群）と歯科インプラント治療

矢島安朝
東京歯科大学口腔インプラント学講座

1 どのような病気か

副腎皮質疾患には，副腎皮質ホルモンの分泌能が低下するものと，過剰分泌を示すものがあり，それぞれの代表的疾患は，分泌低下ではアジソン病であり，分泌過剰ではクッシング症候群が挙げられる．

①アジソン病

アジソン病とは，慢性的に経過する原発性副腎皮質機能低下症であり，副腎皮質ホルモンの分泌能が低下した状態である．副腎皮質自体の病変による原発性と下垂体の副腎皮質刺激ホルモン（ACTH：adrenocorticotropic hormone）分泌不全による続発性に大別される．原発性の慢性副腎不全は，1855年に内科医である Thomas Addison によりはじめて報告された疾患であることから，アジソン病とよばれている．この原発性慢性副腎皮質機能低下症の病因として，副腎皮質ステロイド合成酵素欠損症による先天性副腎皮質過形成症，先天性副腎低形成などが同定され，責任遺伝子も明らかにされたため，先天性のものは独立した疾患単位として扱われることになり，アジソン病は後天性の成因による病態を総称する用語として統一された．慢性副腎皮質機能低下症は，副腎皮質からのステロイド分泌が慢性的に生体の必要量以下に低下した状態で，両側副腎皮質の90％以上の破壊により発症するといわれている．アジソン病の病因は，感染症あるいはその他原因によるものと特発性に分けられる．感染症では結核性が代表的であるが，真菌症や後天性免疫不全症候群に合併するものも増えている．特発性のアジソン病は自己免疫性副腎皮質炎による副腎皮質低下症である．アジソン病の臨床症状（表1）としては，全身倦怠感，易疲労性，脱力感，筋力低下，体重減少などをきたし，ACTH の分泌亢進により全身の皮膚や粘膜に色素沈着が頻発する．色素沈着の成因は，副腎皮質からのコルチゾール分泌が減少すると，ネガティブフィードバック機構を介して脳下垂体からの ACTH 分泌が増加する．ACTH が皮膚，粘膜のメラニン量を増加させることによって色素沈着が生ずる．皮膚面では手，顔面，乳頭，腰部，瘢痕部に，粘膜面では舌，口腔，歯肉に認められる．

慢性期の治療としては，ホルモン補助療法として副腎皮質ホルモンの投与が行われている．ほとんどの場合，この投薬は生涯継続しなければならない．したがって，患者には十分な教育が行われている．たとえば，ストレス時には補償量の増量をしなければならないことや，ストレスに対して患者自身の体が十分に対応できない場合は，感染などにより，容易にショックを起こして死亡することなどである．

②クッシング症候群

クッシング症候群とは，副腎皮質からのコルチゾールの過剰分泌により生ずる．クッシング症候群の病因は，下垂体腺腫からの ACTH 分泌の過剰により両側副腎皮質の過形成をきたしたクッシング病と副腎腫瘍からのコルチゾール分泌の過剰によるものが大半である．クッシング病の主たる原因は下垂体腺腫であり，その80～90％は微小腺腫で大きな腺腫は少ない．一方，副腎皮質に発生した腺腫やがんがコルチゾールを過剰産生すると本症を生じ，下垂体からの ACTH 分泌はネガティブフィードバックによって抑制され，これにより副腎正常部分は萎縮

表1 アジソン病における主な臨床症状（文献1より引用改変）

臨床症状	頻度（%）
皮膚色素沈着	89.7
粘膜色素沈着	83.9
易疲労感	81.7
体重減少	56.1
食欲不振	64.8
低血圧症状	27.6
悪心・嘔吐	33.8
腋毛脱落	38.6
月経異常	60.0
低血糖	20.3
食塩欲	23.5

表2 クッシング症候群における主要臨床症状の出現頻度（文献1より引用改変）

	クッシング病	副腎線腫
中心性肥満	88〜96 %	82〜90 %
満月様顔貌	90〜94	87〜95
野牛様脂肪沈着	86	85
皮膚進展線条	63〜76	62〜74
皮下溢血	43〜56	57〜62
痤瘡	51〜65	42〜59
高血圧	76〜81	85〜91
糖尿病	40〜50	29〜48
精神障害	17〜26	19〜30
骨粗鬆症・骨折	32〜37	27〜38

する．

　クッシング症候群はコルチゾールの慢性過剰分泌による特徴的な病像を呈する（表2）．コルチゾールの分泌過剰状態になると，著明な脂肪沈着を呈するようになるが，本症の脂肪沈着の分布には特徴があり，中心性肥満（体幹が太く，四肢が細い），満月様顔貌，野牛肩（buffalo hump）という本症特有な外見を呈する．腹壁には脂肪沈着により皮膚に亀裂を生じて起こる赤紫色の皮膚伸展線状がみられる．全身的には，高血圧症，骨粗鬆症，糖尿病，筋力低下，精神障害（神経不安定，被刺激性の亢進，抗うつなど）も出現する．易感染性のため創傷治癒不全もみられる．

2 副腎皮質疾患のリスクと初診時にチェックすること

　アジソン病あるいはクッシング症候群で，歯科インプラント治療を希望して来院する患者は，多くの場合，原疾患の治療はすでに行われ，十分なコントロール下におかれて安定した状態であると考えられる．しかし，アジソン病では副腎皮質ホルモンの投薬は継続し，クッシング症候群では萎縮した副腎のためにホルモンの補充が行われている可能性が高い．したがって，以下の項目についてチェックする必要がある（図1）．

・現在コントロールを受けている病院，担当医
・アジソン病，クッシング症候群の発症時期
・原疾患名とその治療状況（クッシング症候群では腫瘍手術時期）
・副腎皮質ホルモンの投与期間，投与量，薬剤名
・現在のコントロールの状況と経過
・副腎クリーゼ発症の有無とそのときの状況
・最近の体調
・合併症の有無と投薬内容

　これらの問診の回答が不明確なものは，かかりつけ医への対診時に確認が必要である．

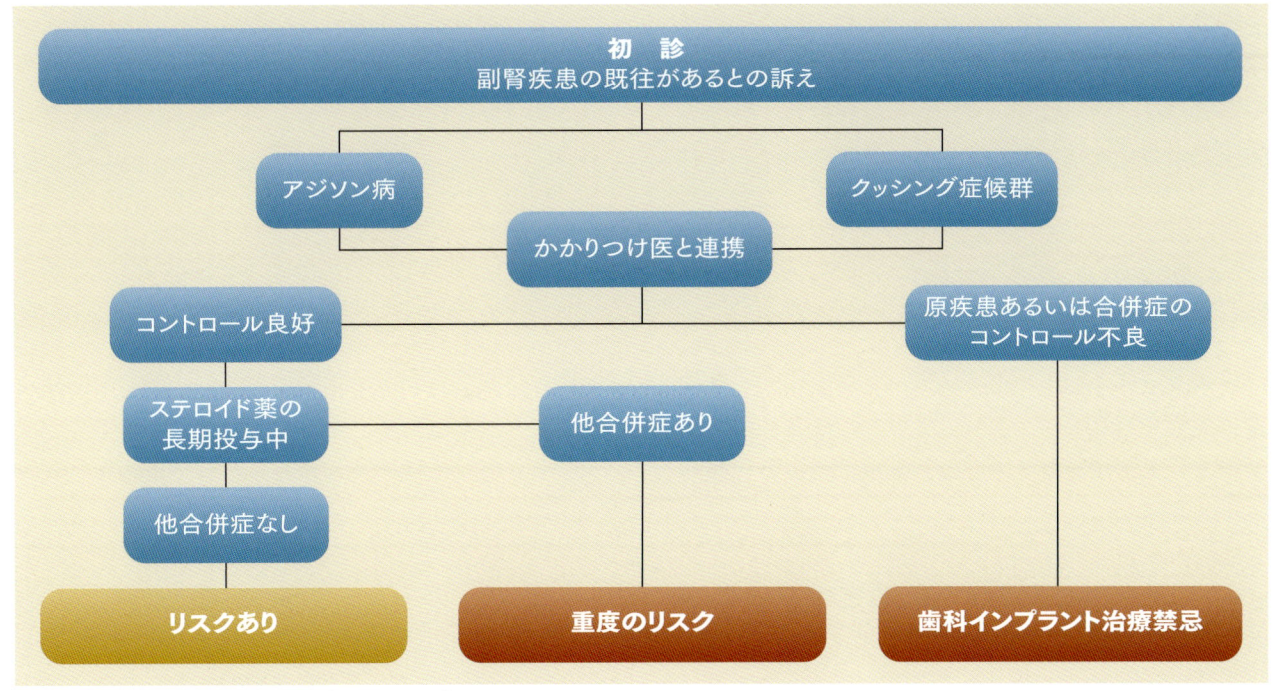

図1　初診時の副腎皮質疾患患者のリスク度チェックのフローチャート．

3　歯科インプラント治療に与える影響と対応

1）歯科インプラント治療は可能か

アジソン病，クッシング症候群とも歯科インプラント手術時のリスクおよび歯科インプラント治療の成功を妨げるリスクがある．

2）歯科インプラント治療に対するリスク度

コントロール状態と合併症の有無によりリスク度が異なる．

3）リスク別にどのような対応になるか

アジソン病の場合，副腎皮質ホルモンの投与が行われており，これにより良好なコントロールが得られているか否かが，リスクに密接に関連することになる．クッシング症候群の場合は，治療の主体は外科的治療である．副腎皮質腺腫の場合は，外科的に患側副腎を腫瘍とともに全摘することになる．予後は良好でクッシング症候群の大半は術後2～3か月で軽快するが，骨粗鬆症や精神症状は回復が遅れる．ただし，残存する健常側の副腎は強く萎縮しており，完全に機能を回復するためには半年から1年を要し，この間ステロイドの補償が必須である．

4）リスクが高いケースでの注意事項

アジソン病においてもっとも大きなリスクは副腎クリーゼである．生涯にわたりステロイドホルモンの内服を継続しているため，歯科インプラント手術のストレスにより容易に副腎クリーゼを発症する．万が一，副腎クリーゼが発現した場合は，グルココルチコイドの非経口投与が原則であり，水溶性ヒドロコルチゾンの静注と，低血圧・脱水・ショック状態に対して大量の生理食塩液・ブドウ糖などの輸液が必要となる．血圧の改善がみられないときは，ノルエピネフリン等の持続点滴が必要となる．いずれにせよ，早急な緊急搬送が重要である．

ステロイドによって発現する続発性の骨粗鬆症や軟組織および硬組織の創傷治癒不全は，歯科インプラント治療の成功を妨げる因子としてはたらく．クッシング症候群術後患者では，アジソン病患者

と同様に副腎皮質ホルモンが投与されている場合は，副腎クリーゼに注意が必要である．また，本症候群の患者には，高血圧症，骨粗鬆症，糖尿病，精神障害などの合併が多いため，十分にコントロールされている時期を選択する必要がある．したがって，クッシング症候群の患者における歯科インプラント治療は，副腎機能の改善を待ってから治療に進むべきである．

4　文献にみる歯科インプラント治療へのリスク

歯科インプラント治療と副腎皮質疾患に関する論文は認められない．しかし，これらの患者に歯科インプラント治療を行うときは，慎重に現在の状態を把握し，安定した全身状態のときに，多くの問題点をクリアしたうえで，十分なインフォームドコンセントのもとに治療が進められるべきであろう．

5　かかりつけ医との連携のとり方

両疾患とも長期間に及ぶ治療を受けているため，かかりつけ医への対診は貴重な情報を得る機会となる．こちらからの対診内容としては，患者への初診時の質問と重複するが，以下の項目が必要である．
- アジソン病，クッシング症候群の発症時期
- 原疾患名とその治療状況（クッシング症候群では腫瘍手術時期）
- 副腎皮質ホルモンの投与期間，投与量，薬剤名
- 現在のコントロールの状況と経過
- 副腎クリーゼ発症の有無とそのときの状況
- 最近の体調
- 合併症の有無と投薬内容

6　投薬内容の見方

ステロイドカバーを行う際には，それぞれ投薬されているステロイド薬の相対的力価を知る必要がある．グルココルチコイドの抗炎症作用を基にした力価の比較を表3に示す[1]．プレドニゾロンはヒドロコルチゾンの1/4量で同様な抗炎症作用があり，デキサメタゾンはヒドロコルチゾンの1/20量で同様であると考えられている．

表3　主なグルココルチコイドの相対的力価比較（文献1より引用改変）

コルチゾン	内服	25mg
ヒドロコルチゾン	内服，注射	20mg
プレドニゾロン	内服，注射	5 mg
メチルプレドニゾロン	内服，注射	4 mg
トリアムシノロン	内服	4 mg
パラメタゾン	内服，注射	1 mg
デキサメタゾン	内服，注射	0.5mg
ベタメタゾン	内服，注射	0.5mg

参考文献
1. 大塚文男, 景山甚郷. 第8章 内分泌疾患 6.副腎皮質疾患. In：井村裕夫 編集主幹. わかりやすい内科学 第3版. 東京：文光堂, 2008：885-889.
2. 第Ⅱ章 歯科診療に必要な疾患の基礎知識　Section 7 内分泌 クッシング症候群. In：子島 潤, 宮武佳子, 深山治久, 森戸光彦 編著. 改訂 歯科診療のための内科. 京都：永末書店, 2011：254-255.

Chapter 5
代謝疾患

Chapter 5 代謝疾患

1 糖尿病と歯科インプラント治療

松浦正朗[1)2)]
1）福岡歯科大学口腔医療センター　2）福岡歯科大学咬合修復学講座口腔インプラント学分野

1 どのような病気か

糖尿病とはインスリンの作用不足によって高血糖状態が持続する代謝性疾患（症候群）である．糖尿病には膵β細胞の破壊による絶対的インスリン欠乏から起こる1型糖尿病と，インスリン抵抗性が主体となって起こる2型糖尿病，およびその他の特定の機序，あるいは疾患が原因で起こる糖尿病がある．現在の糖尿病の診断基準値を表1，表2に示す．

糖尿病発症の原因には遺伝的素因と環境因子があるが，近年の患者の増加の速さから推定すると，糖尿病発症の大部分は環境因子（食習慣の変化と運動量の減少）の変化に対応できない個体に発症すると考えられる．

①1型糖尿病

1型糖尿病は膵β細胞の破壊により，通常は絶対的インスリン欠乏によって起こる病型で，膵β細胞の破壊に自己免疫が関与する自己免疫性と，その関与が明らかでない特発性に亜型分類される．1型糖尿病は20歳以下で発症することが多く，発症は急激で，生活習慣や肥満とは関係がなく，インスリンの絶対量が不足するため，インスリン注射は不可欠である．

②2型糖尿病

2型糖尿病はインスリンの作用不全による慢性的な高血糖を特徴とする疾患である．血糖値の管理が不十分な場合には，糖尿病特有の細小血管症（神経障害，網膜症，腎症）や動脈硬化性疾患に代表される大血管障害〔脳血管障害，冠動脈疾患，閉塞性動脈硬化症（arteriosclerosis obliterans：ASO），末梢動脈疾患（peripheral artery disease：PAD）〕を合併する，これらの合併症は生活の質（quality of life：QOL）を低下させ，寿命に影響する．自覚症状がなくても血糖のコントロールを行うことは意義がある．

③特定の機序・疾患による糖尿病

遺伝因子として遺伝子異常が同定された膵β細胞

表1　空腹時血糖値と75g経口糖負荷試験（OGTT）2時間値の判定基準（静脈血漿値 mg/dl）（文献1より引用改変）

	正常域	糖尿病域
空腹時値 75g OGTT　2時間値	<110 <140	≧126 ≧200
75g OGTT の判定	両者を満たすものを正常値とする	いずれかを満たすものを糖尿病型*とする
	正常型にも糖尿病型にも属さないものを境界型とする	

随時血糖値*≧200mg/dl および HbA1c（NGSP値）≧6.5％〔HbA1c（JDS値）≧6.1％〕の場合も糖尿病型とみなす．

正常型であっても，1時間値が180mg/dl以上の場合には，180mg/dl未満のものに比べて糖尿病に転化する危険が高いので，境界型に準じた取り扱い（経過観察など）が必要である．また，空腹時血糖値100〜109mg/dlのものは空腹時血糖正常域のなかで正常高値とよぶ．
＊OGTTにおける糖負荷後の血糖値は随時血糖値には含めない．なお，平成24年4月1日より，HbA1cの値はNGSP値を用い，当面の間，JDS値も併記する．NGSP値とJDS値は，以下の式で相互に正式な換算が可能．
NGSP値（％）＝1.02×JDS値（％）＋0.25％　JDS値（％）＝0.980×NGSP値（％）−0.245％

表2　糖尿病の診断手順（文献1より引用改変）

臨床診断	1) 初回検査で，①空腹時血糖値≧126mg/dl，②75gOGTT 2時間値≧200mg/dl，③随時血糖値≧200mg/dl，④HbA1c（NGSP値）≧6.5%〔HbA1c（JDS値）≧6.1%〕のうちいずれかを認めた場合は，「糖尿病型」と判定する．別の日に再検査を行い，再び「糖尿病型」が確認されれば糖尿病と診断する*．ただし，HbA1cのみの反復検査による診断は不可とする．また，血糖値とHbA1cが同一採血で糖尿病型を示すこと（①〜③のいずれかと④）が確認されれば，初回検査だけでも糖尿病と診断してよい． 2) 血糖値が糖尿病型（①〜③のいずれか）を示し，かつつぎのいずれかの条件が満たされた場合は，初回検査だけでも糖尿病と診断できる． ・糖尿病の典型的症状（口渇，多飲，多尿，体重減少）の存在 ・確実な糖尿病網膜症の存在 3) 過去において，上記1)ないしは2)の条件が満たされていたことが確認できる場合には，現在の検査値が上記の条件に合致しなくても，糖尿病と診断するか，糖尿病の疑いをもって対応する必要がある． 4) 上記1)〜3)によっても糖尿病の判定が困難な場合には，糖尿病の疑いをもって患者を追跡し，時期をおいて再検査する． 5) 初回検査と再検査における判定方法の選択には，以下に留意する． ・初回検査の判定にHbA1cを用いた場合，再検査ではそれ以外の判定方法を含めることが診断に必須である． 　検査においては，原則として血糖値とHbA1cの双方を測定するものとする． ・初回検査の判定が随時血糖値≧200mg/dlで行われた場合，再検査は他の検査方法によることが望ましい． ・HbA1cが見かけ上低値になりうる疾患・状況の場合には，必ず血糖値による診断を行う．
疫学調査	糖尿病の頻度推定を目的とする場合は，1回だけの検査による「糖尿病型」の判定を「糖尿病」と読み替えてもよい．なるべくHbA1c（NGSP値）≧6.5%〔HbA1c（JDS値）≧6.1%〕あるいはOGTT 2時間値≧200mg/dlの基準を用いる．
検　診	糖尿病およびその高リスク群を見逃すことなく検出することが重要である．スクリーニングには血糖値，HbA1cのみならず，家族歴，肥満などの臨床情報も参考にする．

＊ストレスのない状態での高血糖の確認が必要である．

にかかわる遺伝子異常によるもの，インスリン作用伝達にかかわる遺伝子異常による糖尿病がある．

他の疾患，条件にともなうものとして，膵外分泌疾患，内分泌疾患，肝疾患，薬剤や化学物質によるもの，感染症，免疫機序による稀な病態，その他の遺伝子症候群で糖尿病をともなう疾患がある．

2　糖尿病のリスクと初診時にチェックすること

初診時に一般的な問診を行い，糖尿病の既往を聴取したら，現在の症状と治療内容を聞く（図1）．血糖値，HbA1c，尿糖などの検査値がわかれば同時に聞く．また，内服薬が投与されている場合はその内容をチェックする．基本的に，内服薬にてコントロールされているものと，されていないものに分け，コントロールされていない場合は禁忌症として扱うべきと考える．内服にてコントロールされていると思われる場合は，その他の合併症と現在の検査データをチェックする．合併症に関しては，本書のそれぞれの疾患のページを参考にし，検査データに関しては，空腹時血糖値110mg/dl未満，HbA1cが6.2%未満，尿ケトン体（−）であれば，大きなリスクはないと考えるが，それ以上のものはリスクが大きく，長期予後において感染などによるインプラント体の脱落の可能性があることなどをしっかりと患者に伝え，「それでも歯科インプラント治療をやってほしい」との要求があった際にのみ，治療を行う．問診で糖尿病の既往がないと答えた場合でも，口渇，倦怠感，多尿などの症状がある場合には糖尿病を疑う．

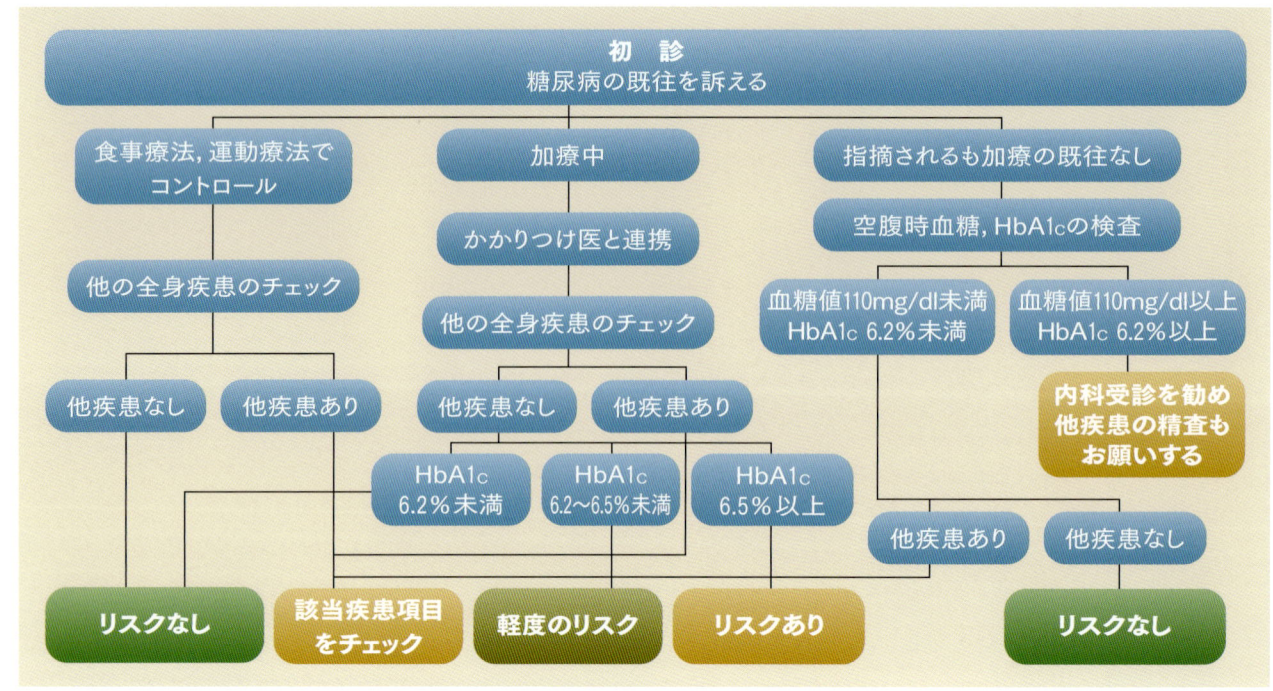

図1 初診時の糖尿病患者へのリスク度チェックのフローチャート．

3 歯科インプラント治療に対して与える影響と対応

1）歯科インプラント治療は可能か

　コントロールされた糖尿病患者に対しては歯科インプラント手術は可能である．通常，HbA1cが6.5％未満，空腹時血糖値が126mg/dl未満，ケトン体（−）であれば，手術は可能と判断される．しかし，補綴治療が完了し摂食能力が向上すると，患者の食欲が増して糖尿病が悪化することがあり，術後の糖尿病の管理が重要である．糖尿病はさまざまな合併症を引き起こし，十分にコントロールされている患者でも病悩期間によってはその背景に他臓器障害が潜んでいる可能性がある．

　コントロール不良な糖尿病患者では，手術中の意識障害をともなう低血糖性ショックが問題となる．また，術中のストレスは，インスリンと拮抗するアドレナリンの分泌量増加を招くので，過血糖にも注意を要する．

　手術後に摂食障害があり食事量が減少すると，投薬による血糖値の過剰な低下が起こる可能性がある．

　血糖値が高いと組織や臓器が低酸素状態になり，さらに好中球の機能も障害され，易感染性となる．創傷治癒が遅延して手術創の治癒不全が起こり，さらにインプラント周囲炎を起こす可能性がある．高血糖は骨芽細胞の機能や数を低下させ，低回転型の骨粗鬆症の病態を招くことがある．

2）歯科インプラント治療に対するリスク度

　糖尿病に対する歯科インプラント治療成績を検討したエビデンスレベルの高い報告は少ない．これらの少数の文献では，通常の歯科インプラント埋入手術では，コントロールされた糖尿病患者では非糖尿病患者と比較しても歯科インプラント治療の成功率は劣らないとするものが多い．しかし，コントロールされていない症例では感染，あるいは創の治癒不全などを起こすリスクが高く，歯科インプラント治療は禁忌である．

3）リスクが高いケースでの注意事項

糖尿病のコントロールが不良な場合には，かかりつけ医に糖尿病の治療を依頼する．しかし，重症の糖尿病患者では糖尿病性臓器障害があり，さまざまな併発症を保有している可能性がある．糖尿病患者では術後も長期にわたり糖尿病が良好にコントロールされる必要がある．術後，糖尿病が悪化して腎不全を起こし，重篤なインプラント周囲炎を起こした症例もある．糖尿病のコントロールに困難が予想される患者に対しては，歯科インプラント治療を適用しないほうがよい．

4 文献にみる歯科インプラント治療へのリスク

エビデンスレベルの高い報告は少ない．糖尿病が歯科インプラント治療のリスクファクターであるとする論文[2-6]が多いが，統計学的検索においては有意差がないとする結果も少なくない．有意差なしとする論文でも，非糖尿病患者と糖尿病患者の患者数の違いが大きいこと，歯科インプラント治療の失敗率が低いため，対象となる失敗のデータ量が非常に少なく，有意差が出にくいことを挙げている．そのため，臨床家は依然として，糖尿病は歯科インプラント治療のリスクファクターであると認識して治療にあたるべきである．また，咀嚼機能の向上による糖尿病の将来的な悪化も念頭におく必要がある．

5 かかりつけ医との連携のとり方

糖尿病患者の治療にあたっては，まずかかりつけ医に照会し，病状と最近の検査結果，および治療内容を問い合わせる．歯科インプラント治療終了後のメインテナンスにおいても，患者の病状に関して内科かかりつけ医との情報交換が不可欠であり，歯科インプラント治療前から緊密な連携をとる必要がある．

6 投薬内容の見方と対応

糖尿病は病型，病態，病期により適応される薬物療法が異なるので，逆に投薬内容により患者の状態が推測できる．

インスリン療法の適応とされるのは，インスリン依存状態，糖尿病性昏睡，糖尿病合併妊娠，インスリン非依存性でも空腹時血糖値が250mg/dl以上，あるいは随時血糖値が350mg/dlの場合，重症感染症を併発している場合，などである．

一方，経口糖尿病薬の適応は，インスリン非依存状態で，食事・運動療法を十分に行っても血糖値が目標値まで低下しない場合である．

経口糖尿病薬は作用の特徴から，①インスリン分泌促進薬，②インスリン抵抗性改善薬，③食後高血糖改善薬の3つに分類される．インスリン分泌促進薬には，スルホニル尿素(SU)薬，速効型インスリン分泌促進薬(グリニド薬)，インクレチン関連薬(DPP-4阻害薬，GLP-1受容体作動薬)がある．インスリン抵抗性改善薬には，ビグアナイド薬，チアゾリジン薬がある．食後高血糖改善薬にはα-グルコシダーゼとグリニド薬がある．これらの薬剤の特徴を表3に示す．

表3 糖尿病治療薬の種類と特徴(文献7, 8より引用改変)

	介入	予想HbA1c低下率(%)	利点	問題点
インスリン分泌促進薬	SU薬	1.0〜2.0	低コスト	体重増加,低血糖
	グリニド薬	0.5〜1.5	作用が速やかで短時間	毎食前投与,高価
	DPP-4阻害薬	0.5〜0.8	体重変化なし	高価,使用経験が少ない
	GLP-1受容体作動薬	0.5〜1.0	体重減少	消化器症状,注射薬,高価
インスリン抵抗性改善薬	ビグアナイド薬	1.0〜2.0	低コスト	消化器症状
	チアゾリジン薬	0.5〜1.4	脂質異常改善	体液増加,体重増加
食後高血糖改善薬	α-グルコシダーゼ阻害薬	0.5〜0.8	体重変化なし	消化器症状,毎食前投与,高価
	(グリニド薬)	(0.5〜1.5)	(作用が速やかで短時間)	(毎食前投与,高価)
インスリン製剤	インスリン	1.5〜3.5	低コスト,投与量上限なし,脂質異常改善	体液増加,低血糖,注射薬

参考文献

1. 糖尿病診断基準に関する調査検討委員会. 糖尿病の分類と診断基準に関する委員会報告. 糖尿病 2010；53(6)：450-467.
2. Morris HF, Ochi S, Winkler S. Implant survival in patients with type 2 diabetes:placement to 36 months. Ann Periodontol 2000；5：157-165.
3. Farzad P, Andersson L, Nyberg J. Dental implant treatment in diabetic patients. Implant Dent 2002；11：262-267.
4. Olson JW, Shernoff AF, Tarlow JL, Colwell JA, Scheetz JP, Bingham SF. Dental endosseous implant assessments in a type 2 diabetic population：a prospective study. Int J Oral Maxillofac Implants 2000；15(5)：811-818.
5. Tawil G, Younan R, Azar P, Sleilati G. Conventional and advanced implant treatment in the type 2 dabetic patients：surgical protocol and long-term clinical results. Int J Oral Maxillofac Implants 2008；23：744-752.
6. Moy PK, Medina D, Shetty V, Aghaloo TL. Dental implant failure rates and associated risk factors. Int J Oral Maxillofac Implants 2005；20：569-577.
7. Nathan DM, Buse JB, Davidson MB, Ferrannini E, Holman RR, Sherwin R, Zinman B；American Diabetes Association；European Association for Study of Diabetes. Medical management of hyperglycemia in type 2 diabetes：a consensus algorithm for the initiation and adjustment of therapy：a consensus statement of the American Diabetes Association and the European Association for the Study of Diabetes. Diabetes Care 2009；32(1)：193-203.
8. 岩本安彦, 門脇 孝 監修. 渥美義仁, 稲垣暢也, 加来浩平, 春日雅人, 羽田勝計 編集. 日本医師会 編. 糖尿病診療 2010. 東京：日本医師会 発行／メジカルビュー社 発売, 2010：165.
9. 相澤 徹. 糖尿病臨床入門－resident/general physician のために. 東京：診断と治療社, 2000.

臨床アドバイス① メインテナンス時のインプラント体の脱落原因（インプラント周囲炎）とその予防

歯科インプラント治療の長期維持に対しては、感染のコントロールと力（咬合力）のコントロールが重要である．

＜感染のコントロール＞

感染のコントロールは、全身的影響と局所的影響との両方を行わなければならない．全身的影響は、易感染状態になる疾患（糖尿病、肝疾患、膠原病など）に罹患していないかのチェックで、局所的影響は口腔清掃不良に起因するインプラント周囲炎への対応である．メインテナンスにおいて患者の全身的状態（全身疾患）の把握は重要であり、「感染のコントロールがうまくいかない」「局所的には問題がないにもかかわらず骨吸収が進行する」といった場合は、往々にして全身疾患の影響で誘発されている．患者が来院したときは、全身疾患の状態を問診するか、患者自身が全身疾患に気づいていない場合は、近くの内科医での検査を勧める．

局所的な口腔清掃不良は、多くの歯科インプラント患者に認められる．これは、歯科インプラント治療をすることになった歯の喪失原因が清掃不良により起こっているからであり、とくに歯周疾患により歯を喪失している患者では、ブラッシング指導の徹底と3か月ごとのチェックが必要である．また、上部構造物の形態によりブラッシングが困難な場合はスクリュー固定式とし、定期的に着脱し清掃しなくてはいけない．また、インプラント周囲に角化粘膜がない（口腔前庭が浅い）ことでブラッシングしにくくなっている場合もあるので、プラークの染色を行い、磨き残しの原因として口腔前庭が浅く歯ブラシが入っていきにくい場合には、積極的に口腔前庭を拡張したり、角化粘膜をインプラント体頸部周囲に形成するための手術（口腔前庭拡張術、遊離歯肉移植など）を行い、改善をしなくてはならない．

＜力（咬合力）のコントロール＞

力（咬合力）のコントロールで重要なのは、「インプラント体の埋入本数が適正であるか」ということである．これは、基本的に治療計画の段階で、天然歯1歯欠損に対してインプラント体1本を埋入するようにすることである．つぎに、臼歯部では「上部構造物の歯軸とインプラント体埋入方向が一致しているか」ということがある．これは、補綴主導型インプラント治療（トップ・ダウン・トリートメント）の概念を遵守すること、すなわち、

①診断用ステントを作って埋入位置を決定する
②その埋入予定位置のエックス線画像検査を行って、埋入部位の骨量を確認する
③その埋入位置に正確にドリリングできるサージカルガイドを使って埋入手術を行う

という手順を怠らないことである．そして、最終的な上部構造物については「どのように咬合を与えるか」が重要になる．部分欠損症例では側方からの咬合力を避けるように、無歯顎症例ではフルバランスで咬合させるように咬合付与することが必要である．また、クレンチング、ブラキシズム、タッピングなどの悪習癖がある患者には、必ずナイトガードを使用させなくてはいけない．

メインテナンスは、その重要性を患者も施術者も十分に認識しなくてはうまくいかない．

肥満（メタボリックシンドローム）と歯科インプラント治療

松浦正朗[1)2)]
1）福岡歯科大学口腔医療センター　2）福岡歯科大学咬合修復学講座口腔インプラント学分野

1 どのような病気か

メタボリックシンドローム（MctS）は過剰な栄養摂取や運動不足に象徴される生活習慣の悪化により起こる疾患で，内臓肥満を基盤に高血圧，高血糖，脂質代謝異常が個人に集積し，動脈硬化が相加的，あるいは相乗的に進行し，心臓，血管障害発生の危険が高まる病態をいう．

WHOではこの病態を糖尿病の診断基準に盛り込み，米国コレステロール教育プログラム（NCEP）では高コレステロール血症の治療指針としてメタボリックシンドロームと命名し，国際糖尿病連合（IDF）も含め，その診断基準を提示した（表1）．メタボリックシンドロームは，致死的な心臓血管発作の予備軍

① 腹部肥満（ウエスト周囲径）
　男性≧85cm　　女性≧90cm

＋ ②～④のうち2項目以上

② 血圧≧130/85mmHg

③ 空腹時血糖≧110mg/dl

④ 中性脂肪≧150mg/dl or HDL-コレステロール＜40mg/dl

図1　日本のメタボリックシンドロームの診断基準．

表1　メタボリックシンドロームの診断基準

	WHO(1999)	米国コレステロール教育プログラム NCRP-ATPIII(2001)	国際糖尿病連合(IDF)	日本(2005)
診断基準	糖尿病，耐糖能異常(IGT)，空腹時血糖異常(IFG)，インスリン抵抗性のいずれかと下記の2つ以上を有する	下記の3つ以上を有する	①腹腔内脂肪蓄積＋②～④の2項目以上	①腹腔内脂肪蓄積＋②～④の2項目以上（高中性脂肪と低HDL-コレステロールは脂質代謝異常として1項目とする）
（腹部）肥満	BMI＞30kg/m^2 or ヒップ・ウエスト比＞0.9（男性）＞0.85（女性）	ウエスト周囲径＞102cm（男性）＞88cm（女性）	ウエスト周囲径≧85cm（男性）≧90cm（女性）	（腹腔内脂肪蓄積）ウエスト周囲径≧85cm（男性）≧90cm（女性）
中性脂肪（トリグリセリド）	≧150mg/dl	≧150mg/dl	≧150mg/dl	中性脂肪≧150mg/dl かつ/または HDL-コレステロール＜40mg/dl
HDL-コレステロール	＜35mg/dl（男性）＜39mg/dl（女性）	＜40mg/dl（男性）＜50mg/dl（女性）	＜40mg/dl（男性）＜50mg/dl（女性）	
血圧	≧140/90mmHg	≧130/85mmHg	≧130/80mmHg	≧130/85mmHg（かつ/または）
空腹時血糖		≧110mg/dl	≧100mg/dl	≧110mg/dl
尿中微量アルブミン	＞20μg/分 or 30μg/g クレアチニン			

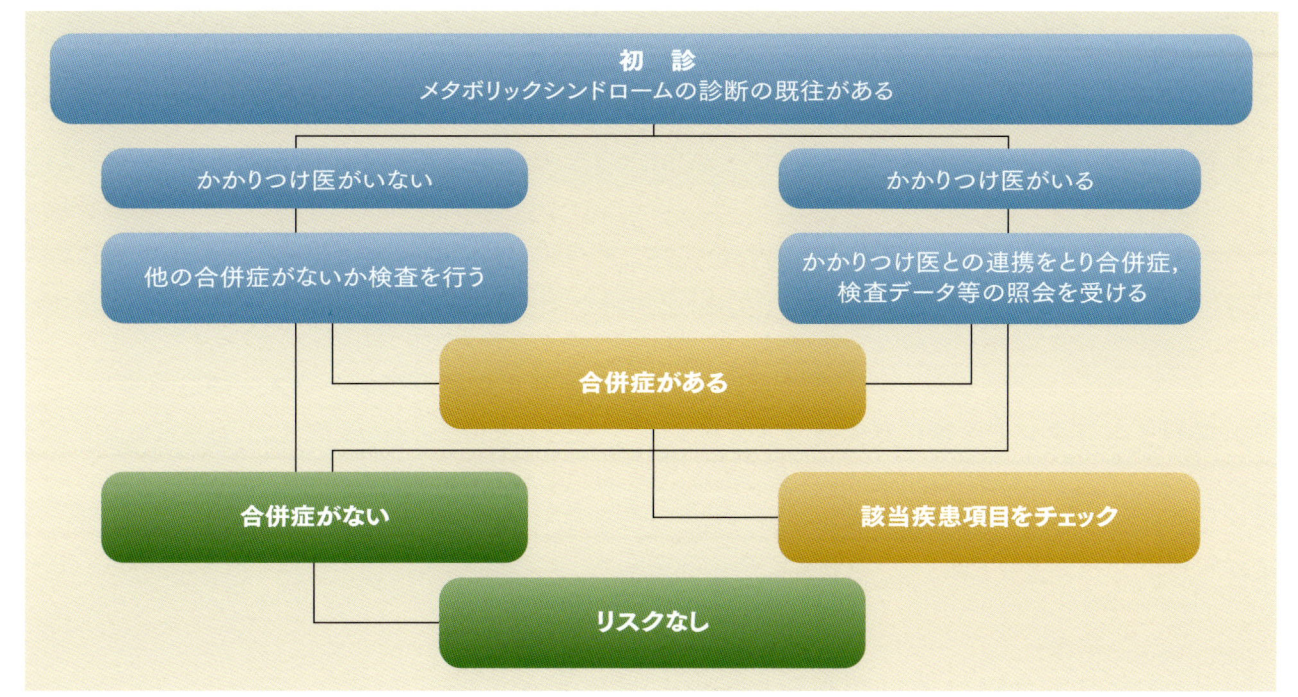

図2 初診時のメタボリックシンドローム者のリスク度チェックのフローチャート．

を見つけるための医学的な疾患単位と位置づけられる．

日本の診断基準では内臓肥満が必須項目であり，これに加えて高血圧（130/85mmHg 以上），高血糖（空腹時110mg/dl 以上），脂質代謝異常（高中性脂肪150mg/dl 以上かまたは低 HDL‐コレステロール40mg/dl 未満）の3項目のうち2項目以上あればメタボリックシンドロームと確定し，1項目を満たす場合には予備軍としている（図1）．

脂肪組織は皮下，腹腔内（内臓脂肪，後腹膜脂肪，傍生殖器脂肪など），心臓周囲，動脈血管周囲，関節周囲，骨髄腔などに分布している．また，ヒトの脂肪の大部分は白色脂肪であるが，肩甲骨や腎臓周囲には発達の段階により褐色脂肪組織もみられる．皮下脂肪組織と内臓脂肪組織では，それぞれつぎのような特徴がある．

皮下脂肪組織：エネルギーの貯蔵庫として重要で，全身の脂肪の80〜90％を占める．

内臓脂肪組織：内臓脂肪とは，腹腔内でも門脈還流域に分布する腸間膜脂肪と大網，小網の脂肪の総称で，男性では全身の脂肪組織の10〜20％，女性は数％前後である．

肥満は，これらの脂肪組織のいずれが蓄積しているかによって「皮下脂肪型肥満」と「内臓脂肪型肥満」とに分類される．男性型肥満では，ヒップに対してウエスト比が上昇してリンゴ型体型を示し，内臓脂肪の過剰蓄積をともなう（内臓脂肪型肥満）ことが多い．女性型肥満では，臀部から大腿部に皮下脂肪が蓄積して洋ナシ型体型を示す（皮下脂肪型肥満）．そのため，代謝異常から免れることが多い．

2 肥満（メタボリックシンドローム）のリスクと初診時にチェックすること

初診時に一般的な問診を行い，メタボリックシンドローム（あるいはメタボ）と指摘された既往を聴取したら，現在の症状と治療内容および合併症の有無を聞く．それと同時に検査データを参考に，糖尿病，高血圧，心不全などの疾患でのリスクを考える（図2）．

3　歯科インプラント治療に対して与える影響と対応

1）歯科インプラント治療は可能か

　メタボリックシンドロームのみでは歯科インプラント治療は制限されないが，メタボリックシンドロームに関連して発生した疾患があれば，それらの併発症の病状に応じて対応が必要である．

2）歯科インプラント治療に対するリスク度

　合併している疾患に注意して判断する．基本的にメタボリックシンドロームの患者に対しては"中等度以上"のリスクがあると考えるべきである．

3）リスク度が高いケースとその対応

　2型糖尿病，脂質代謝異常，高血圧，心筋梗塞・狭心症，脳梗塞などの既往があれば，個々の疾患について評価する（各疾患の稿を参照のこと）．

4）リスク度が高いケースでの注意事項

　とくに肥満度の高い症例では，仰臥位低血圧症候群に注意を要する．

4　文献にみる歯科インプラント治療へのリスク

　メタボリックシンドロームによる歯科インプラント治療のリスクについて解析した報告はない．

5　かかりつけ医との連携のとり方

　メタボリックシンドロームにより治療を受けていれば，かかりつけ医に照会し病状についての情報を得る．糖尿病，高血圧，心疾患などの合併症がある場合は，個々の疾患についてかかりつけ医と連携して対応する（各疾患の稿を参照のこと）．

6　投薬内容の見方と対応

　治療薬に関しては合併症がない限りメタボリックシンドロームのみでの投薬は行われない．一般的なメタボリックシンドロームでは食事指導が行われており，その内容は，6つの基礎食品群のなかからバランスよく食品を摂取して体重のコントロールを行うというものである（表2）．これらを可不足なく摂取することで，メタボリックシンドロームを解消する．また，2005年6月に厚生労働省と農林水産省の共同により策定された「食事バランスガイド」では，主食，主菜，副菜，果物，牛乳・乳製品の5つの料理区分を基本に，健康な人の健康づくりを支援する目的に，「何を」「どれだけ」食べたらよいかをわかりやすくイラストで示しており（図3），歯科保健指導の際にも活用することができる．

表2　6つの基礎食品群

主に体を つくるもと になるもの （赤）	第1群	蛋白質が多く， 主に筋肉や血液になる	魚，肉，卵，大豆・大豆製品
	第2群	カルシウムが多く， 骨や歯をつくる	牛乳・乳製品，海藻，小魚
主に体の 調子を整えるもと になるもの （緑）	第3群	色の濃い野菜で， ビタミン，ミネラルが多い	緑黄色野菜
	第4群	色の薄い野菜や果物で， ビタミン，ミネラルが多い	淡色野菜，果物
主にエネルギーの もとになるもの （黄）	第5群	穀類やイモ類で， 糖質が多い	穀類，イモ類，砂糖類
	第6群	油脂製品で， 脂質が多い	油脂類，脂肪の多い食品

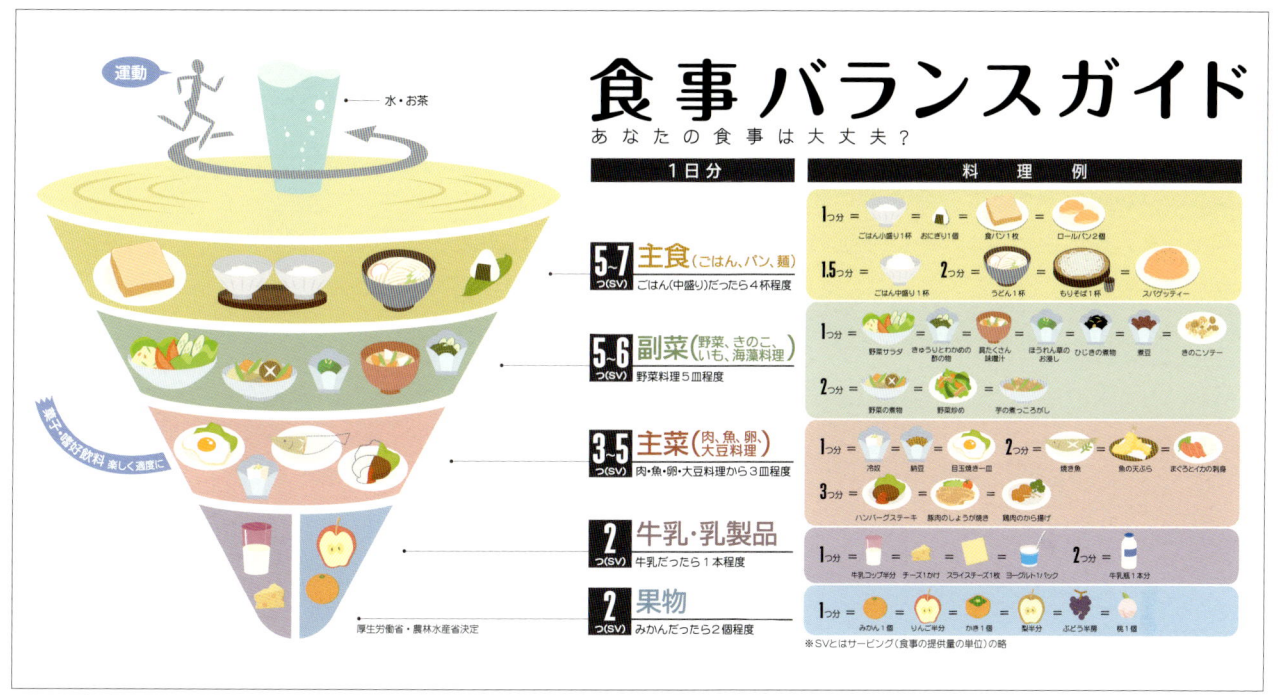

図3　食事バランスガイド（厚生労働省・農林水産省）．

参考文献
1. 島津 章 監修，佐藤哲子 編集．チームで撲滅！ メタボリックシンドローム 第1版．東京：診断と治療社，2009．

Chapter 5 代謝疾患

3 骨粗鬆症と歯科インプラント治療

永原國央
朝日大学歯学部口腔病態医療学講座インプラント学分野

1 どのような病気か

　骨組織を構成しているものは，無機質が40〜50%，有機質が29〜35%，残りは水である．無機質はリン酸カルシウムという結晶からつくられており，その重量中の3分の2がカルシウムである．カルシウムは人体に必須の元素であるため，食事からのカルシウムが体内に吸収されなかったり，食事として摂取できていなかったりすると，骨などに貯えられているカルシウムが血中に放出され，一定の血中濃度を維持しようとする．

　骨粗鬆症では，何らかの原因で全身的なカルシウムの低下により，骨に貯えてあるカルシウムが放出されることで，骨をつくっているリン酸カルシウム結晶がなくなってしまう．そのことが原因で，骨が脆くなり，骨折を起こしてしまう．骨折を治すには，骨折した部位に新しい骨が形成されてこなければならないが，骨粗鬆症では骨のカルシウムが低下していることで，この反応が起こらなくなっている．

　埋入されたインプラント体周囲での骨接合の獲得および骨接合の維持に重要な骨のリモデリング反応においても同様のことが起こる（図1）．

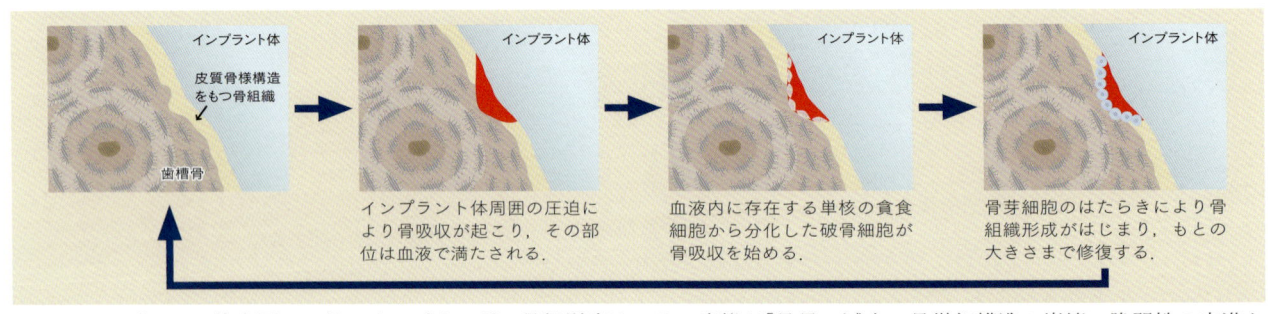

図1　インプラント体表面での骨のリモデリング．骨粗鬆症は，その病態が「骨量の減少，骨微細構造の崩壊，脆弱性の亢進と脆弱性骨折の増大をきたす疾患」と定義されているため，骨リモデリング活性の低下，骨形成活性の低下が考えられる．このことが，本図に示すインプラント体表面での骨のリモデリングサイクルが正常に回転せず，吸収のみが起こりやすい状況となるため，インプラント体との骨接合が得られなかったり，骨接合を維持するのが困難となる．

2 骨粗鬆症のリスクと初診時にチェックすること

　骨粗鬆症の発症でもっとも多いのが，閉経後あるいは高齢にともなって発症する原発性骨粗鬆症である．そのため，初診時には，女性の場合，問診事項に閉経の有無，閉経時の年齢を記載してもらうようにしなくてはいけない．閉経後の患者においては要注意である．

　また，続発生（二次性）骨粗鬆症に関連する疾患等のチェックも必要となる．甲状腺疾患，性腺機能不全症，クッシング症候群，壊血病，ステロイド服用，抗がん剤投与，関節リウマチ，糖尿病，肝疾患，透析等の内容でチェックされた場合は，骨塩量の低下が疑われる（図2）[1]．

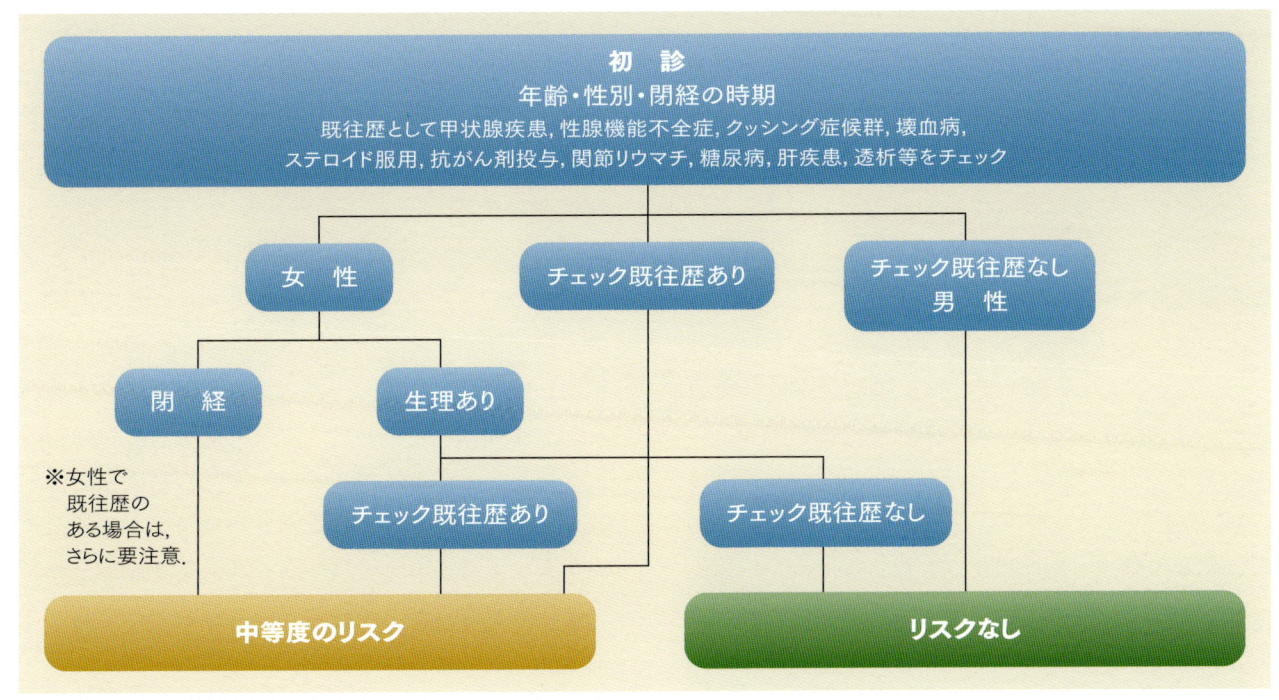

図2 初診時の骨粗鬆症リスク度チェックのフローチャート．

3 歯科インプラント治療に与える影響と対応

骨粗鬆症は，全身の骨においてカルシウムの低下が起こっており，骨の傷を治す能力が低下しているため，顎骨の中に埋め込まれたインプラント体の周囲で骨組織の形成が行われなくなり，骨接合が獲得できない．骨接合していないインプラント体には，上部構造を装着し，咬合させても，すぐに脱落する．また，歯科インプラント治療が終了した後に骨粗鬆症になった場合は，インプラント体周囲で起こっている咬合圧による骨破壊を修復して，新しい骨接合を獲得する力がなくなることで，インプラント体周囲の骨の吸収が進行し，インプラント体が脱落してしまう．

1）歯科インプラント治療は可能か

骨粗鬆症と診断されている症例では，
①骨接合の獲得が難しい
②上部構造物装着後に早期に脱落する可能性が高い
以上のリスクがある．このことを患者に説明し，承諾を得たうえで治療を行うことは可能である．ただし，ビスフォスフォネート（以下BP）系薬剤の内服が行われていないこと，他の全身的疾患を合併していないこと，さらには，喫煙者でないことの条件がクリアされなければいけない．

2）歯科インプラント治療に対するリスク度

リスク度は"中等度"であるとの認識が必要である．

3）リスク度が高いケースとその対応

① YAMが70％以下

YAM（young adult means：若年成人平均骨塩量）が70％以下の場合は，整形外科などの専門医に紹介し，治療を受けるよう勧める．ただし，BP系薬剤での治療を避けてもらうよう，紹介先には話しておく．

②BP系薬剤を内服している

　この場合は，BP系薬剤の中止と，それに変わる治療を行うか，食事・運動療法にて骨塩量の低下の改善を図る．

③乳がん等の骨転移があるなどでBP系薬剤を静脈内投与している

　このケースは骨粗鬆症と直接かかわりがないが，BP系薬剤による治療を受けている症例の取り扱いに関して共通するところがあるため，紹介する．

　BP系薬剤による治療を受けている症例の取り扱いに関しては，早期に提示されたAmerican Association of Oral and Maxillofacial Surgenous(AAOMS)[2]のガイドラインがもっとも適切であると考えるが，この内容を遵守し示されたものが社団法人日本口腔外科学会の「ビスフォスフォネート系薬剤と顎骨壊死　～臨床病態と治療ガイドライン2008～」[3]であり，参照するとよい．

　それによると，
- 歯科医師による骨露出の診査を行う
- 3か月ごとにエックス線診査を行う
- 歯科インプラント治療は極力避ける
- 義歯の装着は可能であるが注意深く観察する
- 口腔外科処置に際しては，BP系薬剤の投与を中止する（休薬のプロトコールは73頁表2参照）

となっている．

4）治療を行う場合のインプラント体の選択

　埋入インプラント体は，2回法のインプラントシステムを使用し，絶対に抜歯即時埋入，即時荷重は行わない．免荷期間を下顎では3か月以上，上顎では6か月以上とり，埋入後3週間は歯肉粘膜上に荷重がかからないように配慮し，骨接合を確実に獲得できるようにする．また，ハイドロキシアパタイト（以下HA）コーティングなどの骨接合獲得に有意な表面性状のインプラント体を用いる．ただし，HAコーティングを応用したときは，その長期予後等に関して患者に説明をする．

5）術中の注意点

　インプラント埋入部位の骨が「軟らかい」「脆い」と表現される状態である．初期固定を得ることが非常に難しく，初期固定が得られていないこと，さらに，骨接合の獲得が非常に困難になる．手術に際してはオステオトームテクニック(bone expansion technique)とドリリングを交互に使用することで，軟らかく脆い骨組織をコンデンスしながら，破壊しないように埋入窩洞を形成していくことが重要である．また，テーパーの付いたスレッドタイプの2回法のインプラント体を選択するほうが，初期固定が得られやすい．また，純チタンあるいはチタン合金のインプラント体よりも，HAコーティングが施されているもののほうが，骨接合獲得に関しては有利である．

6）術後の注意点

　感染予防を心掛け，炎症を最小限にとどめる．3週間はドロドロの軟食を摂るように指示し，埋入されているインプラント体および骨体に荷重がかからないようにする．上顎では，強く鼻をかむことも3週間は避けるように指示する．また，上部構造物はスクリュー固定を行う．

7）長期予後に関して

　前述したように，咬合圧が加わることでインプラント体周囲での骨のリモデリングが正常に営まれず，骨破壊が亢進する可能性があるため，プラークコントロール，咬合のチェックを十分に行い，メインテナンスは3か月おきに行うようにすることが望ましい．また，パラファンクションをもった症例では，必ずナイトガードを装着させ，インプラント体周囲の骨破壊が進行しないように注意を払う．エックス線的に骨吸収が進行した場合は，上部構造物を撤去し，骨吸収部位を搔爬するために粘膜骨膜弁を剝離，汚染物を徹底的に除去する．インプラント体表面の汚染物はEr：YAGレーザーにより除去する．その後は，GBRメンブレンを用いて，一次閉鎖創にして骨の再生を6か月ほど待つ．

4 文献にみる歯科インプラント治療へのリスク

　多くの論文で，骨粗鬆症が歯科インプラント治療のリスクファクターであることは強調されているものの，統計的データでは，健常者との差があるかどうかについては，論文によって分かれている[4]．1996年に Fujimoto T ら[5] は，75歳の女性で BMD (bone mineral density：骨密度)が同年齢女性の平均値に対して77％(0.502g/cm^2)である検査結果としては骨粗鬆症と判断される患者に，13mm の Brånemark インプラント体を局所麻酔科にて下顎骨に埋入し，上部構造物はボーンアンカードブリッジタイプとした症例について，1年経過後に骨吸収がなかったと報告している．また，1999年に Eder A ら[6] は80歳女性，Degidi M ら[7] は65歳女性のそれぞれ骨粗鬆症患者に歯科インプラント治療を行い，問題なく経過していることを報告している．一方，Alsaadi G ら[8] は，上部構造物装着後2年経過時点でのインプラント脱落症例に関して，局所的および全身的因子の検索を700人を対象に行った．そのなかで，骨粗鬆症に関しては，歯科インプラント治療における失敗の報告は少ないものの，閉経後の女性に対しては失敗の大きな原因であると考えなければいけないとしている．

5 かかりつけ医との連携のとり方

　骨粗鬆症かどうかの検査に関しては，専門的には整形外科を受診させる必要がある．内科系の診療科でも検査可能なところはあるが，どのような検査をしてくれるかによって，その信憑性が変わる．全身の骨塩量を把握する検査でもっとも信頼がおけるのは，大腿骨，腰椎，橈骨でのものと考えられる．その検査データの読み方としては，YAM 値をみる．この値が70％を切ると骨粗鬆症で，治療が必要となる．80〜70％までは，要注意である．80％以上あれば，骨接合獲得には問題がないと考えるが，予後をみていくうえで，数年後には70％を切る可能性がある場合は，それを避けるための予防方法を指導することも必要である．この予防は，専門医の指導がよいと考えるが，安易に BP 系薬剤の投与を行う医師がいるため，歯科医師として BP 系薬剤の使用は避けるように指示すべきと考える．

　1994年に Klemetti E ら[9]，2004年には田口[10] により提唱され，その後多くの評価があるなかで，歯科診療所でもっとも簡単に手に入るエックス線検査であるパノラマエックス線写真を使って，大まかな骨塩量の評価を行う手法が示されている．

　これは，オトガイ孔直下の下顎骨下縁の皮質骨部に接線を引き(図3)，それに対してオトガイ孔から垂線を引きその部の皮質骨厚み(mandibular cortical width：MCW)と同部位の海綿骨側の形態(mandibular cortical index：MCI)を C1，C2，C3に分類し(図4a-c)，MCW の数値との両結果を参考に，その患者の骨塩量の低下を推察する方法である．

　この評価方法を使い，朝日大学歯学部附属病院口腔インプラント科を受診し歯科インプラント治療を受けた患者のなかから無作為に50名を選択し，第二中手骨の YAM と比較検討を行ったところ，図5のフローチャートに示す結果を得ることができた．

　最終的な診断は，整形外科等での精密検査に委ねられるが，まず歯科医師としてパノラマエックス線画像から骨密度の低下をスクリーニングすることが十分に可能であると考えられるので，理解しておくとよい．

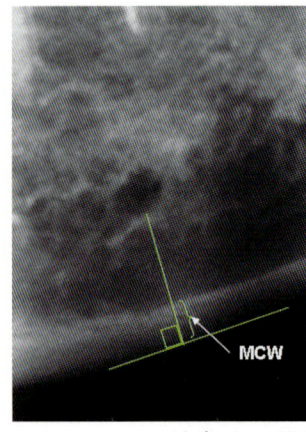

図3 オトガイ孔直下の下顎骨下縁のパノラマエックス線写真.

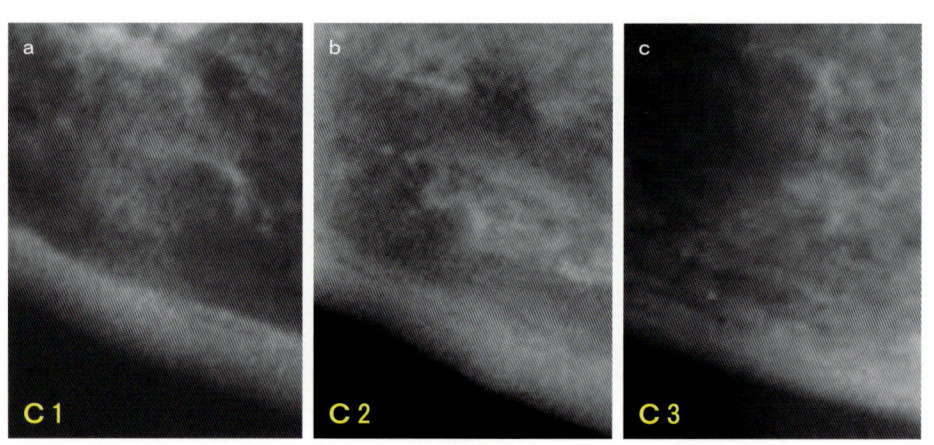

図4a-c MCWとMCIの分類. a：C1. 皮質骨内面が鮮明でスムーズである. b：C2. 皮質骨内面に綿状の吸収または半月状の欠損がみられる. c：C3. 皮質骨全体に及ぶ綿状の吸収がある.

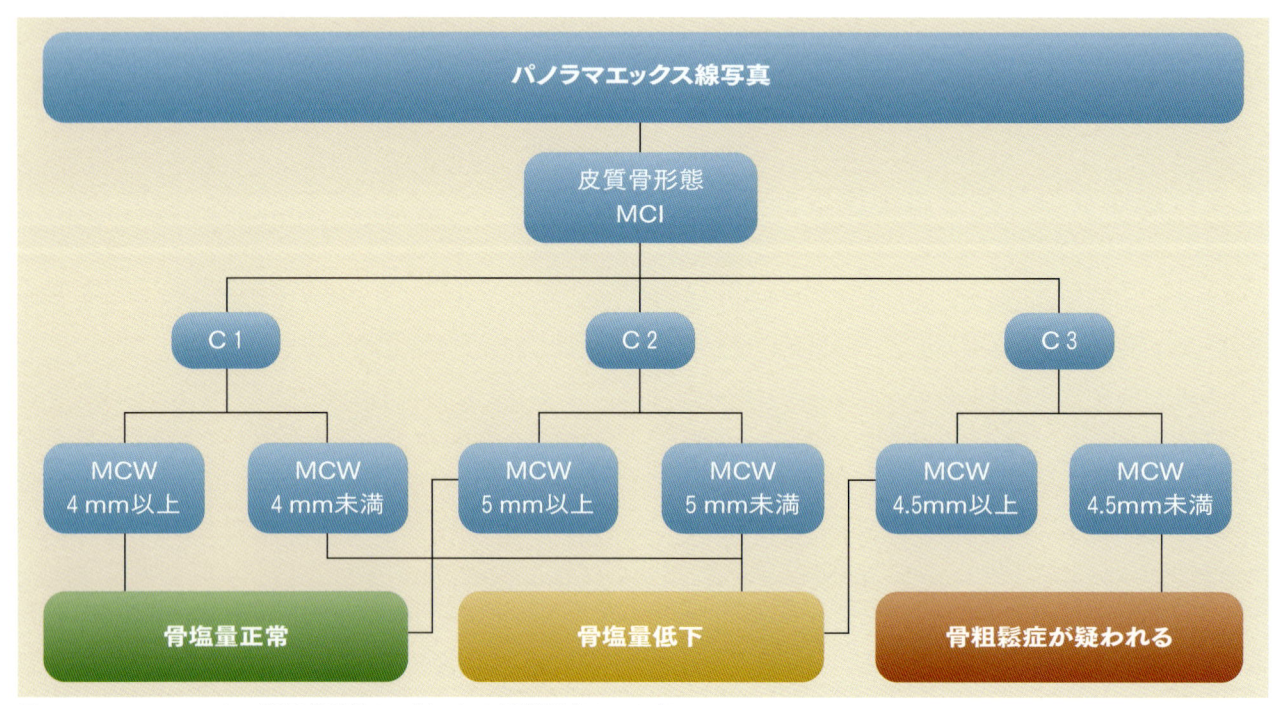

図5 パノラマエックス線写真所見から得られた骨粗鬆症リスク度チェックのフローチャート.

6　投薬内容の見方と対応

　先にも述べたが，骨粗鬆症の患者には，BP系薬剤が投与されている場合があるため，その系統の薬剤を理解しておく必要がある．BP系薬剤を表1に示す．

　BP系薬剤の投与がなされている患者に対しては，BRONJ（bisphosphonate-related osteonecrosis of the jaw：ビスフォスフォネート関連顎骨壊死）の危険性を説明し，どうしても歯科インプラント治療を希望する場合は，休薬させる必要性がある．休薬は図6に示すプロトコールで行う．

　しかし，外科的侵襲であるインプラント体の埋入に関しては，現状多くのデータがないため，BP系薬剤投与患者に対する歯科インプラント治療は，大きなリスクがあると考えたほうがよい．

表1　BP系薬剤一覧（文献3より改変引用）

一般名	商品名	会社名	主な適応症	相対的効力
エチドロネート	ダイドロネル®	Procter & Gamble	Paget病	1
チルドロネート	スケリッド®	Sanofi-aventis	Paget病	50
アレンドロネート	フォサマック®	Merch	骨粗鬆症	1,000
リセドロネート	アクトネル®	Procter & Gamble	骨粗鬆症	1,000
イバンドロネート	ボニバ®	Roche	骨粗鬆症	1,000
パミドロネート	アレディア®	Novartis	骨転移	1,000〜5,000
ゾレドロネート	ゾメタ®	Novartis	骨転移	10,000+

表2　BP系薬剤休薬のプロトコール（文献3より改変引用）

1．3年以上あるいは3年未満でもコルチコステロイドを併用している場合は，BP系薬剤処方医と相談し，少なくとも3か月以上中止し，処置後も骨の治癒傾向が認められるまで中止する．
2．服用期間が3年未満の場合，通常処置を行う．
3．服用期間が3年未満でも，コルチコステロイド療法，ホルモン療法，糖尿病，悪性腫瘍の化学療法，喫煙，飲酒，口腔衛生状態不良，65歳以上の高齢者の場合は，BRONJ発生や増悪のリスク因子と考えられるので注意を要する．

参考文献

1. 森井浩世．骨粗しょう症 最新の成因研究と治療動向 第I編 序論1．骨粗しょう症の概念と定義の変遷．日本臨牀 増刊号3 2002；60：9-12．
2. American Association of Oral and Maxillofacial Surgeons Position Paper on Bisphosphonate-Related Osteonecrosis of the Jaws；J Oral Maxillofac Surg 2007；65：369-376．
3. 社団法人日本口腔外科学会．ビスフォスフォネート系薬剤と顎骨壊死 〜臨床病態と治療ガイドライン2008〜．東京：社団法人日本口腔外科学会，2008．
4. Bornstein MM, Cionca N, Mombelli A. Systemic conditions and treatments as risks for implant therapy. Int J Oral Maxillofac Implants 2009；24：12-27．
5. Fujimoto T, Niimi A, Nakai H, Ueda M. Osseointegrated implants in a patient with osteoporosis: A case report. Int J Oral Maxillofac Implants 1996；11：539-542．
6. Eder A, Watzek G. Treatment of a patient with severe osteoporosis and chronic polyarthritis with fixed implant-supported prosthesis：A case report. Int J Oral Maxillofac Implants 1999；14：587-590．
7. Degidi M, Piattelli A. Immediately loaded bar-connected implants with an anodized surface inserted in the anterior mandible in a patient treated with diphosphonates forosteoporosis：A case report with a 12-month follow-up. Clin Implant Dent Relat Res 2003；5：269-272．
8. Alsaadi G, Quirynen M, Kom?rek A, van Steenberghe D. Impact of local and systemic factors on the incidence of late oral implant loss. Clin Oral Implants Res 2008；19：670-676．
9. Klemetti E, Kolmakov S, Kroger H. Pantomography in assessment of the osteoporosis risk group. Scand J Dent Res 1994；102：68-72．
10. 田口明．歯科用パノラマエックス線写真による骨粗鬆症スクリーニング．日本歯科評論 2004；746：75-82．

臨床アドバイス② **BP系薬剤の特性と歯科インプラント治療に際しての休薬期間**

<特性>

ビスフォスフォネート（BP）系薬剤は、骨粗鬆症、変形性骨炎（骨ページェット病）、悪性腫瘍の骨転移、多発性骨髄腫、その他骨の脆弱症を特徴とする疾患に対して用いられる。その化学構造から骨アパタイトへの吸着、とくに、骨代謝回転部位（骨代謝の活発な部位）と上下顎骨への取り込みが多く、加水分解されにくい分子構造骨格をもっていることで、骨基質に蓄積し半減期が長い。その薬理作用は破骨細胞の抑制あるいは不可逆的変化をもたらすことで、骨吸収を抑制し骨代謝回転や骨新生を抑制する。その結果、血清中のカルシウム濃度を減少させることになる。しかし、そういった効果と同時に、正常な骨のリモデリングが行われなくなることで、古い骨が残り新生骨が形成されず、骨が過剰なミネラル化を起こす。このような状況は大理石病に代表される状況で、実際、7歳半の小児に体重あたり0.37mg/kgのパミドロネート（アレディア®）を連続投与したことで大理石病が発症したとの報告もある[1]。

<BRONJ発症の要因>

「BP系薬剤がなぜ顎骨に蓄積しやすいのか」は、咬合圧下での歯根膜を介した歯槽骨の骨リモデリングが盛んに行われており、骨代謝回転部位であるからとされているが、BRONJ（bisphosphnate-related osteonecrosis of the jaws：ビスフォスフォネート関連顎骨壊死）を発症するのは歯槽骨部のみではなく、骨隆起の存在する部位であったり、無歯顎の顎堤部であったりする。これらは、義歯などを介した咬合力による骨リモデリングがきっかけとなり発症するものと考えられている。

<治療に際しての注意事項>

では、歯科インプラント治療のためにもっとも注意しなくてはいけないのは何かというと「どのような種類のBP系薬剤をいつからどのようにして投与されているか」である。現在もっとも使用されているのが2011年に発売された、4週間に1回服用のミノドロネート（内服用）、あるいは同様の投与間隔のアレンドロネート（静注用）である。内服では3年、静注では6か月程度でBRONJの危険性が高まるとされているが、歯科インプラント手術においては、顎骨内に異物（インプラント体）を埋め込み、骨接合を獲得させるために正常な骨の治癒を期待しなければいけないので、内服の場合で1年程度、静注の場合で3か月程度の投与期間があれば、すでに骨内にBP系薬剤が蓄積し、インプラント体が骨接合を獲得するのを妨げる危険性が高いと考えるべきである。

<必要な休薬期間>

実際にBP系薬剤を「休薬させるのか」「どれくらい休薬させるのか」という問題への対応であるが、BP系薬剤にて治療している原疾患が、どのようなもので、どのような状態にあるかが重要なポイントとなる。そのため、治療に際しては、必ずかかりつけ医と連携をとり進めていかなくてはならない。前述のとおり、BP系薬剤は半減期が長いため、日本口腔外科学会のガイドラインにおける休薬期間は3か月となっているが、これは、インプラント体という異物を顎骨内に埋入し骨接合を獲得するためのものでなく、あくまでも抜歯等の外科的処置にて病巣を処置するために必要な期間であると考えるべきで、歯科インプラント治療では、さらに長い期間の休薬が必要になる。

参考文献
1. Whyte MP, Wenkert D, Clements KL, McAlister WH, Mumm S. Bisphosphonate-induced osteopetrosis. N Engl J Med 2003；349：457-463.

Chapter 6
神経・筋疾患

Chapter 6 神経・筋疾患

1 脳卒中と歯科インプラント治療

廣安一彦[1]　北川哲太郎[1]　渡邉文彦[2]
1) 日本歯科大学新潟病院口腔外科・口腔インプラントセンター　　2) 日本歯科大学新潟生命歯学部歯科補綴学第二講座

1 どのような病気か

　脳の血管に障害が生じて，出血や梗塞によって脳の実質が傷害されると，運動や感覚，感情に突然に神経症状が現れてくる病態を脳卒中（卒中とは突然あたるという意味である）といい，脳血管障害と同義語である．脳梗塞，脳出血，くも膜下出血，一過性脳虚血発作，高血圧性脳症などに分類される．

　脳卒中は，1951年から死因の第1位であったが，1970年をピークに低下，1981年には悪性新生物に代わり第2位に，1985年には心疾患に代わり第3位となり，2006年の全死亡者に占める割合は11.8%となっている（厚生労働省大臣官房統計情報部「人口動態統計」）．現在も死亡数・死亡率は低下傾向にあるものの，重篤な後遺症に苦しめられている脳卒中患者はむしろ増えている（図1）．

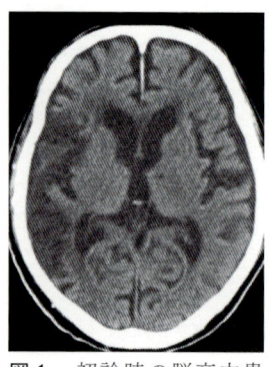

図1　初診時の脳卒中患者のCT写真．

①脳梗塞

　脳梗塞は，脳血栓と脳塞栓の2つに分けられる．脳血栓は，脳の深部の細い血管が閉塞するラクナ梗塞と脳内の太い動脈がアテローム硬化により閉塞したアテローム血栓性脳梗塞に分けられる．高血圧症，糖尿病，脂質代謝異常などの基礎疾患をともなう場合が多い．ラクナ梗塞はゆっくり進行し，症状はあっても軽度である．アテローム血栓性脳梗塞は閉塞部位により症状は異なるが，閉塞側とは対側の片麻痺，感覚障害が多くみられる．中大脳動脈閉塞が頻度的にもっとも多く，顔面・舌を含めた閉塞側の反対側の片麻痺，感覚障害，意識障害，失語，失行，失認などがみられる．脳塞栓は，心臓内の血栓が剥離し，脳動脈を閉鎖する場合が多い．若年者にも起こり，約30%が出血性梗塞である．

②脳出血

　高血圧性脳出血が大半を占めており，大脳半球が好発部位である．日中，特発性に起こるが，血圧の著しい上昇が引き金となり発症する．

③くも膜下出血

　くも膜下出血はくも膜下腔に出血したもので，75%以上が脳動脈瘤の破裂，5〜10%が動静脈奇形からの出血である．突然の激しい頭痛，とくに後頭部の激痛，悪心，嘔吐をともなうが，運動障害をともなうことは少ない．

④一過性脳虚血発作（TIA）

　脳虚血により一過性の神経症状を呈するが，24時間以内（多くは1時間以内）に消失するもので，CTやMRIで梗塞などの器質的な病変がみられないものをいう．内頸動脈系では，片側性の運動障害，感覚障害，失語，失認をともない，脳梗塞に移行しやすく，TIAの約80%とされている．

⑤高血圧性脳症

　急激な血圧の上昇により引き起こる疾患で，頭痛，めまい，視力障害，けいれんなどの症状がみられる．脳浮腫が原因と考えられ，治療により血圧を降下させれば，症状は改善する．

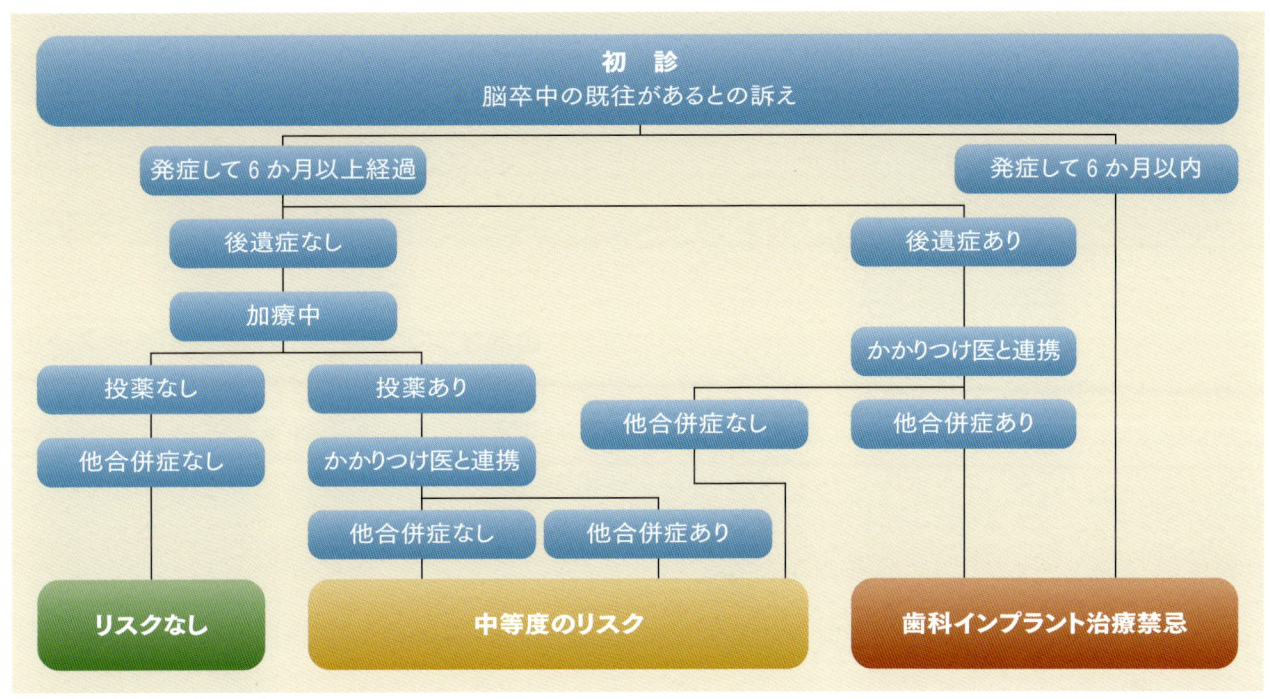

図2 初診時の脳卒中患者へのリスク度チェックのフローチャート．

2 脳卒中のリスクと初診時にチェックすること

　脳卒中患者への対応について，発症時期を中心に診断の流れとリスクをフローチャートで示す（図2）．発症6か月以内は再発作の可能性が高いため，治療は禁忌と考える．本疾患では，合併症が軽度，原因疾患のコントロールが良好，後遺症が軽度，抗凝固薬などの投薬がない場合には，リスクが低く，治療が可能と考える．それ以外に関しては，リスクが高いと思われ，治療は避けるべきと考える．

　脳卒中患者の初診時でのリスク度チェックを行うためには，最低でも表1に示すとおりの項目の把握が必要である．

表1　脳卒中のリスク度チェック表

チェック項目	把握理由
脳卒中の発症時期は？	発症後6か月以内だと病状が安定しないため，再発の危険性が高く，通常外科的処置は避けるべきである．
脳卒中のタイプは？	タイプ別により症状や予後が変わってくるため，患者の状態を把握するうえで必要な情報である．
脳卒中の原因疾患は？	高血圧症が一番多く，そのほかにも心筋梗塞などの心疾患，高コレステロール血症，糖尿病などが挙げられる．また，その原因となった疾患のコントロール状態を把握することで，再発に対するリスク度が把握できるとされている．
脳卒中の合併症とそのコントロール状態は？	治療のリスク度を判定する際に重要である．
脳卒中の後遺症は？	初回発作後数年以上経過し，原因疾患も安定し，日常生活に支障をきたしていない患者に関しては治療のリスクは低いと考えられるが，原因疾患が安定せず，合併症の状態も安定しない場合は，治療のリスクは高いと考えられる．
服用薬は？	種々の原因疾患や合併症をもつ患者が多いため，服用薬も種々の薬剤にわたる場合が多い．抗凝固療法薬のように服用薬の効果が治療に影響を及ぼす場合も少なくないため，その薬剤の効果と副作用，そして併用禁忌あるいは注意薬剤までを把握する必要がある．
予後は？	患者の今後の病状の変化を予想し，治療開始や治療内容の決定に関して重要な役割を示す．

3 歯科インプラント治療に与える影響と対応

1）歯科インプラント治療は可能か

　歯科インプラント治療は，脳卒中の状態，術後の合併症，原因疾患のコントロール状態などが安定しており，服用薬の影響がなく，日常生活に支障がみられない場合には可能と考える．

　しかし，麻痺の進行や合併症の重症化により，口腔内清掃状態が悪くなった場合のインプラント周囲炎は対処法に苦慮することも少なくない．そのため，表1のリスクチェック項目により患者の状態を十分に把握し，施術に対するリスクを考えるだけではなく，長期予後の観点に立ち，歯科インプラント治療が患者のQOLの向上に貢献できるのかどうかも判断しなくてはいけない．

2）歯科インプラント治療に対するリスク度

　歯科インプラント治療のリスク度は，①脳卒中の合併症（表2），②服用薬剤（表3），③脳卒中の後遺症（表4），④再発症のリスクにより判断することとなる．

表2　脳卒中の原因疾患と合併症のリスクとその対策

合併症	リスク	対策
高血圧症	血圧の上昇	痛みのコントロール，鎮静（鎮静薬の経口投与，静脈麻酔，笑気麻酔），アダラート舌下投与
狭心症	狭心症発作	鎮静，予防投与（亜硝酸剤投与やニトロールスプレー舌下噴霧：治療5分前）
心筋梗塞	心筋梗塞の再発	フランドルテープの貼付：治療2時間前
心房細動	心不全	疼痛コントロール，鎮静
心臓弁膜症・心奇形	感染性心内膜炎	抗菌薬の予防投与
糖尿病	術後感染，創傷治癒の遅れ，低血糖発作	抗菌薬と術後管理，低血糖症の予防
心不全	急性肺浮腫	坐位姿勢の治療，鎮静
てんかん	てんかん発作	適正な抗てんかん薬の内服

表3　服用薬剤のリスクとその対策

服用薬剤		リスク	対策
降圧薬	交感神経抑制薬	起立性低血圧	ゆっくりと起こす
抗血栓薬	抗凝固薬（ワルファリン）	術後出血	PT値が2倍以上：術前3日前より薬の減量や休薬
	血小板凝集抑制薬（アスピリン，パナルジン）	術後出血	出血時間の延長：術前5日前からの薬の減量や休薬
強心薬	ジギタリス製剤	心室性期外収縮	キシロカイン® 静注
血糖降下薬	インスリン 経口血糖降下薬	低血糖発作	昼食や夕食前のアポイントは避ける，意識不鮮明時はジュースや角砂糖の投与
パーキンソン病治療薬	L-ドーパ製剤	アドレナリンによる頻脈，血圧上昇	アドレナリン含有局所麻酔薬の使用は避ける

表4 脳卒中の後遺症のリスクとその対策

後遺症		リスク	対策
片麻痺	片麻痺，顔面麻痺	歯磨き動作困難，義歯の不安定	柄を太くする，床縁を広くとる
失語症	感覚性失語	こちらの話が理解できない	わかりやすい簡単な指示を与える
	運動性失語	患者の言いたいことが言葉に表されない	根気よく聞く
失行	口部顔面失行	咬合採得の困難	オトガイ部に手を置き下顎を押し上げる
失認	半側身体失認 相貌失認	麻痺側の歯磨きの省略 こちらの顔も憶えていない	意図的に注意を向ける 認知症と間違えない
精神症状	人格障害 感情失禁 記憶力の低下	物事の良否が判断できない 些細なことで怒る・泣く 指導内容・説明をすぐ忘れる	ていねいな説明 感情の起伏に落ち着いて対処 繰り返し説明する

3）リスク度が高いケースとその対応

①合併症への対応

合併症として，高血圧症，糖尿病，てんかん，心臓病などが挙げられる．高血圧症では，血圧の急激な上昇を予防するために，鎮静状態での治療や痛みのコントロールに気をつかわなければならない．糖尿病では，易感染性の場合があるため，抗生物質による感染予防が必要であり，低血糖性発作にも注意が必要である．てんかんでは，てんかん発作の予防のため，発作誘因となる光刺激などに気をつけることと，しっかりと抗てんかん薬を服用した状態で治療を行う．心臓病では，狭心症の発作防止に鎮静状態を保つ．心筋梗塞の発作予防では，ニトロールスプレーやニトロール錠を舌下投与する．心臓弁膜症や人工弁置換術後の患者では，感染性心内膜炎の予防に術前からの抗生物質投与が必要である．

②服用薬への対応

服用薬では，抗血栓療法施行中の患者が問題となる場合が多い．現在は，休薬をせず治療を行うことが一般的であるが，十分止血対策を立てておかなければならない．抗凝固剤のワルファリンの投与を受けている場合には，止血困難な場合にビタミンKの投与が必要となる場合もある．パーキンソン病治療薬では，L‐ドーパ製剤がアドレナリン含有局麻薬との併用で，頻脈や血圧上昇を起こすため，アドレナリン含有局麻薬は使用禁止である．

③後遺症への対応

後遺症では，麻痺と精神症状への対処が困難となる．麻痺により体動や姿勢維持が困難となり，治療自体も困難であるが日常の口腔内セルフケアも難しくなり，特殊な歯ブラシ等を用いた清掃法の指導が必要となる（図3a,b）．精神症状では，認知症と同じ症状を呈する場合もあり，感情の起伏が激しくなる場合や健忘症状が出ている場合などは，とくに時間をかけてていねいに繰り返し説明や指導を行う必要がある．

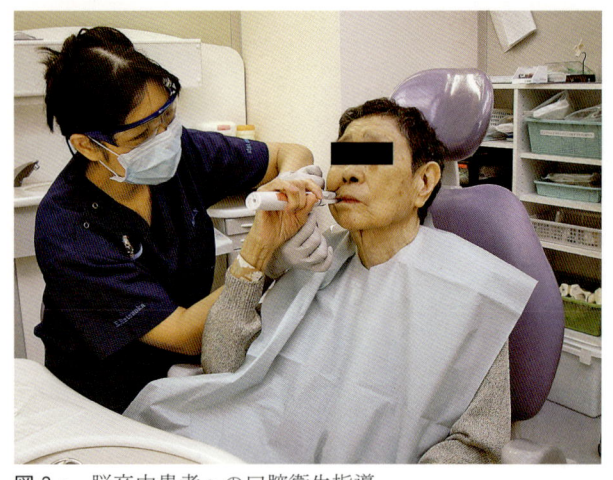

図3a　脳卒中患者への口腔衛生指導.

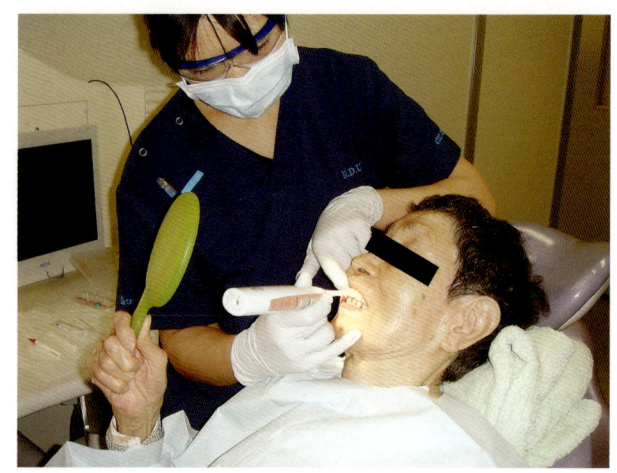

図3b　脳卒中患者の口腔内のクリーニング.

4　文献にみる歯科インプラント治療へのリスク

　文献では，いくつか脳卒中後の患者への歯科インプラント治療を行ったケースレポートが報告されている[1]が，いずれも安定した状態で後遺症がほとんどみられない患者への治療であり，その場合には，通常の患者との予後にほとんど差はみられないとしている．しかし，なかには後遺症のある患者への歯科インプラント治療は推奨されないとする文献[2]もみられる．また，総論として報告されている論文では，脳血管障害をもつ患者への歯科インプラント治療は絶対的禁忌症として考えるべきとの報告[3]もみられる．

5　かかりつけ医との連携のとり方

　かかりつけ医との連携のとり方では，まず発症の時期，治療経過，現在の状態，合併症の有無とその治療内容，投薬内容，後遺症の状態，予後について対診を行っておく．とくに状態が安定していても，発症後6か月以内であれば，すべての処置が高リスクとなるため注意が必要である．また，脳卒中後では，コミュニケーションがとれないことも予想されるため，麻痺の程度や精神症状について細かな情報収集も行っておく．合併症のコントロールが不安定であったり，抗凝固療法のコントロールが不安定であったりする場合もあり，最新の情報を得るためにかかりつけ医との綿密な連携が必要である．そして全身状態が安定せず，歯科処置中に容態が変化した場合も，すぐに搬送できるよう連携をとっておくことも重要である．

6 投薬内容の見方と対応

脳卒中患者ではその合併症も含めてさまざまな投薬を受けている(表5)．それぞれに副作用および併用注意薬があるため，調べておくことが重要である．

前述の表3に示すように，そのほかにもいろいろな問題点とその対応が必要となる場合がある．

表5　脳卒中患者の服用薬

対象臓器	薬剤の種類
脳神経	脳代謝賦活薬，脳血管拡張薬，抗てんかん薬，抗うつ薬，パーキンソン病治療薬，向精神薬，精神安定薬，入眠薬
心血管	降圧薬，抗狭心薬，抗不整脈薬，強心薬，抗凝固薬，抗血小板薬
腹部内臓	糖尿病治療薬，痛風治療薬，高脂血症薬
消化器	潰瘍治療薬，消化薬，整腸薬，緩下薬
その他	ビタミン薬

参考文献

1. Debby H, Hom-Lay W. Medical contraindications to implant therapy: Part I: absolute contraindications. Implant Dentistry 2006；15(4)：353-360.
2. 鶴巻 浩．70歳以上の高齢者における歯科インプラント治療についての実態調査．日本口腔インプラント学会誌 2009；22(3)：330-337.
3. 川野 大，野村明日香，長谷川慎一，高橋健二，滝本 明，沢 裕一郎，宮城島俊雄，伊藤正樹．インプラント治療の適応に苦慮した2例．日本有病者歯科医療学会雑誌 2004；13(1)：7-13.
4. 佐藤田鶴子．歯科治療の安全往来 慢性全身疾患50ガイダンス．東京：デンタルダイヤモンド，2007.
5. 西田百代．イラストでわかる有病高齢者歯科治療のガイドライン．東京：クインテッセンス出版，2002.
6. 井田和徳，堂前尚親，西田次郎 編．歯科のための内科学 改訂第3版．東京：南江堂，2010.
7. 泉 孝英．今日の診療のために ガイドライン外来診療2011．東京：日経メディカル開発，2011.
8. 佐藤田鶴子，藤井 彰．納得！歯科適応薬の相互作用 ―歯科医療の安全のために―．東京：ヒョーロン・パブリッシャーズ，2008.

Chapter 6 神経・筋疾患

2　認知症と歯科インプラント治療

廣安一彦[1]　上田　潤[1]　渡邉文彦[2]
1) 日本歯科大学新潟病院口腔外科・口腔インプラントセンター　　2) 日本歯科大学新潟生命歯学部歯科補綴学第二講座

1　どのような病気か

　認知症は，正常に発達した知的機能が後天的な器質性障害により持続的に低下し，日常生活や社会生活に支障をきたすようになった状態である．日本での認知症患者数は，2010年の208万人(65歳以上の7.2％)が2035年には376万人(65歳以上の10.7％)に増加すると推計されている(厚生労働省老健局「高齢者介護研究会報告書『2015年の高齢者介護』」)．認知症のなかでは，アルツハイマー病がもっとも頻度が高く，脳血管性認知症とレビー小体型認知症が続く．認知症のスクリーニング検査として，Mini-Mental State Examination(MMSE)と長谷川式簡易知能評価スケール改訂版(HDS-R)が一般的に用いられる．その他，頭部CTまたはMRI，脳血流SPECTで鑑別診断を行う．脳血流SPECTは早期診断に有用である．症状としては，初期は記憶障害から日常生活に支障が出るようになる．中期には場所がわからなくなり，徘徊などを行うため，介護が必要となる．末期には人物もわからなくなり，寝たきりへと進行していく．認知症の進行には，環境要因が影響するとされ，患者をとりまく生活環境の整備，介護者への指導が重要である．基礎疾患の悪化が認知症を悪化させることも考えられるため，食事，運動などにより全身状態を安定させることも必要である．予後としては，栄養障害や脱水，肺炎などの感染症，脳卒中，心疾患などの合併症で死に至ることが多い．

①アルツハイマー病

　アルツハイマー病は，記憶力の低下を中心とした進行性認知症とびまん性脳萎縮をきたす疾患(図1)で，家族性と孤立性に分けられる．また，発症年齢が65歳未満の早期型と65歳以降の晩発型に分類され

②脳血管性認知症

　脳血管性認知症は，脳血管障害によるもので脳梗塞後に発症することが多い．痴呆のほかに，脳血管障害による片麻痺や運動障害がみられる．高齢者で脳血管障害をともなうアルツハイマー病との鑑別には注意が必要であり，その診断にはSPECTが有用である．本疾患は，基礎疾患の治療と高血圧や糖尿病などの危険因子に対する治療が基本であり，進行を予防し，治療が可能である．

③レビー小体型認知症

　レビー小体型認知症は，特定の脳神経細胞内に，特異な変化(レビー小体)が出現することにより発症する認知症である．認知障害の変動，パーキンソニズム，繰り返す具体的な幻覚や妄想，うつ症状，転倒などがみられる．認知症全体の1割程度を占めている．

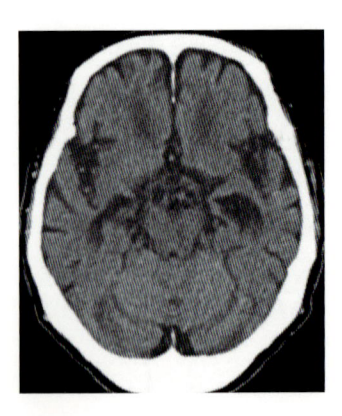

図1　アルツハイマー病患者の脳のCT写真．

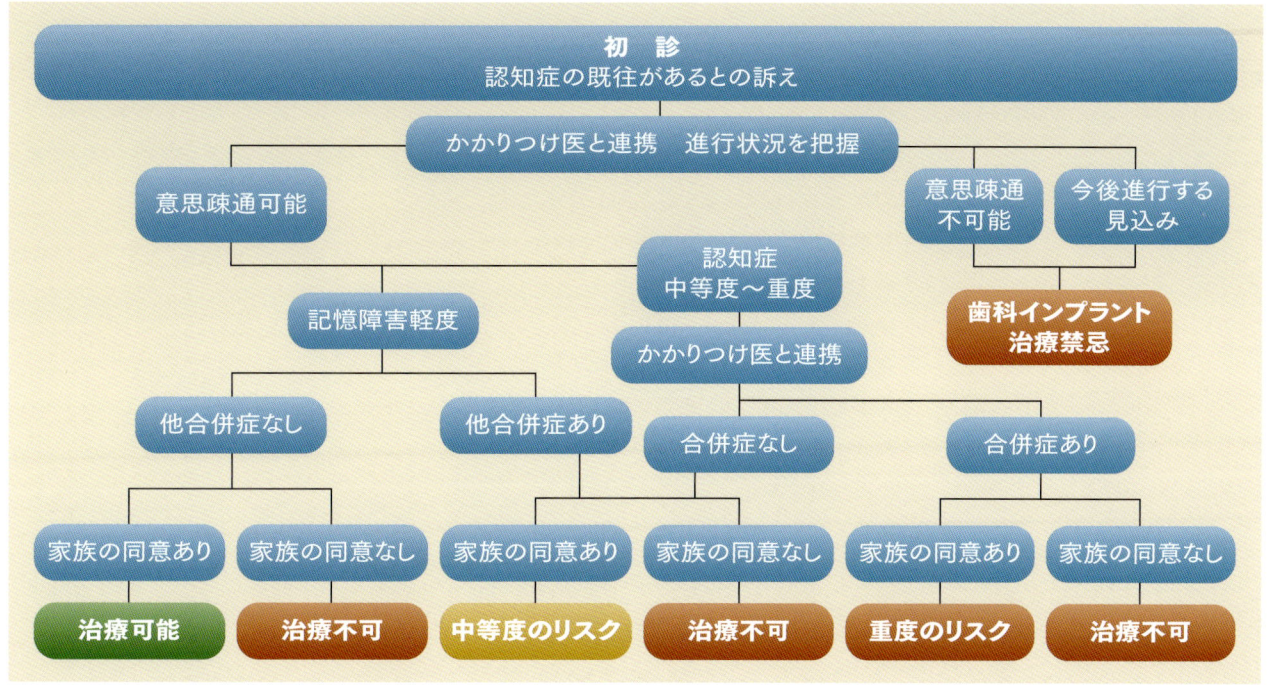

図2　初診時の認知症患者へのリスク度チェックのフローチャート．

2　認知症のリスクと初診時にチェックすること

　認知症患者への対応について，意思疎通の状態をもとに診断の流れとリスクの関係をフローチャートで示す（図2）．意思疎通が不可能な場合は，基本的に治療は禁忌と考える．本疾患は，合併症および病状の進行がない場合には，リスクは認めるものの，治療の可能性はあると考える．しかし，その場合でも患者本人のみならず，家族に対しても説明し，同意を得ておく必要がある．本疾患においては，どのような状態であっても，基本的には家族の同意が得られない場合は，治療は不可と考える．家族の同意が得られていても，病状の進行が認められる場合や合併症がある場合には，歯科インプラント治療による利点に乏しく，また QOL の改善も期待できないため，リスクは高くなり治療は避けるべきと考える．
　歯科処置に対するリスクに関しては，脳卒中に準じることとなる．認知症であっても初期で通常の日常生活を送っていれば，初診時に判断することが難しい場合もある．とくにアルツハイマー病の初期であれば，本人，家族も気づかないこともあり注意が

表1　認知症を疑う症状

同じことを言ったり聞いたりする
最近のできごとを思い出せない
大事な物をなくしたり，置き忘れる
今まで好きだったものに対して興味・関心がなくなった
慣れているところで道に迷った
些細なことで怒りっぽくなった
本人が物忘れを自覚していない
日常生活に支障がある
行動・心理症候（妄想，幻覚，不穏，徘徊，その他）

必要である．脳卒中の後遺症であれば，その他の麻痺や運動障害が認められるため，判断は比較的容易である．リスク度は，認知症を疑う症状（表1）がみられたら，患者本人のみならず家族からの問診も必要となる．認知症の症状がみられたら，たとえ軽度であっても今後進行していくことが予想されるため，積極的な治療は避けるべきである（表2）．

表2 認知症の症状

1．知的機能の低下	2．精神症状と行動の障害	3．身体機能の障害
健忘：記憶力の低下，新規記憶の低下 見当障害：日時，場所，人がわからない 思考障害：思考力，理解力の低下，計算ができない	夜間せん妄：夜になると興奮，言動がおかしい 不眠：夜に眠らない 幻覚：ないものが見える，聞こえる 妄想：ありえないことを信じこむ 抑うつ：気持ちが落ち込む 徘徊：あてもなく歩きまわる 常同運動：繰り返し同じことをする 粗暴：怒りやすい，暴言や粗暴行為 異食：食物でないものを口に入れる 不潔行為：清潔，不潔の区別困難	歩行障害：転倒，衝突しやすい 嚥下障害：飲み込みが悪く，むせや誤嚥を繰り返す 膀胱直腸障害：排便，排尿の困難，失禁

3 歯科インプラント治療に与える影響と対応

1）歯科インプラント治療は可能か

歯科インプラント治療に関しては，初診時の症状がたとえ軽度であっても，進行性病変であることを考えると，安易に勧めるべきではないと考える．とくに，症状が進行した場合は，口腔衛生状態も悪くなり，歯科インプラント治療自体が炎症などの口腔内トラブルの原因となり，介助者による口腔ケアの妨げとなるケースもみられている．それらを考えても，症状がみられた場合や認知症のリスクが高い場合は，積極的に治療を勧めるべきではなく，本人が強く希望した場合でも家族を交えて十分に話し合うことが必要である．

2）歯科インプラント治療に対するリスク度

歯科インプラント治療のリスクは，大きく以下の4つに分けられ，それらに応じた対応が必要となる．

①認知症自体の症状の進行具合と，それにともなって現れる口腔内症状（表3）

このなかでも，とくに健忘や認知障害では説明を行っても理解ができないため，健常者と判断し治療を勧めても理解していない，あるいは判断できない

表3 認知症患者の口腔内症状

口腔衛生不良
口腔乾燥症：唾液腺機能低下，薬物性唾液減少
歯周疾患：口臭
味覚障害：味蕾減少（萎縮），平滑舌，裂溝舌
顔面口腔外傷：顎骨，粘膜，顎関節脱臼
歯の病変：破折，脱臼，咬耗，摩耗，う蝕
オーラルジスキネジア

状態の場合もあり，治療途中もしくは終了後に家族との間でトラブルとなることも考えられる．そのため認知症が疑われる場合には，かかりつけ医への対診はもとより，家族への治療内容の説明と今後についての相談を行っておく必要がある．

②認知症の原因疾患あるいは基礎疾患によるリスク

高齢である場合は，とくに基礎疾患が多いため，それぞれの状態と治療内容を把握しなくてはならない．これに関しては，かかりつけ医に対診を行い，状態を把握しておかなければならない．本疾患が進行

性病変であることを考えると，定期的にかかりつけ医との連絡をとらなければ，症状の進行具合やそれにあわせた投薬内容の変更に気づかないこととなる．

③内服薬の副作用によるリスク

とくに抗凝固薬の服用がある場合には，観血的処置を行う際には注意が必要である．内服薬についてもかかりつけ医に対診を行い，処置時に影響を及ぼすだけではなく，相互作用についても調べておかなければならない．

④口腔内清掃状態によるリスク

認知症患者では，甘味食品に関する嗜好も強くなり，口腔内乾燥や清掃状態不良により歯周炎やう蝕も悪化しやすい状態となる（図2a-c）．とくに歯科インプラント治療後は，インプラント周囲炎へのリスクはかなり高くなり，定期的な口腔ケアが必要である．歯科インプラント治療後に認知症に罹患し，病状が進行した場合，インプラント体自体が原因で，口内環境が悪くなる場合や摂食状態が悪くなる場合には，全身状態が安定していれば，病状が進行する前に抜去することも考慮しなければならない．そうでなくても定期的な口腔ケアが必要であり，通院が不可能であれば在宅でのケアが必要となる．また，患者自身によるセルフケアが期待できないため，介助者への指導も重要となる．

そのほかにも，不随意運動がみられてくると，鋭利な道具を使用する際は，口腔あるいは周囲を傷つけてしまう可能性もあるため，通常の歯科処置であっても注意が必要である．

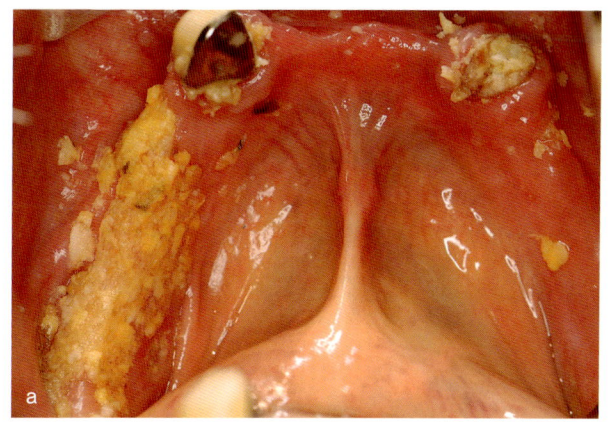

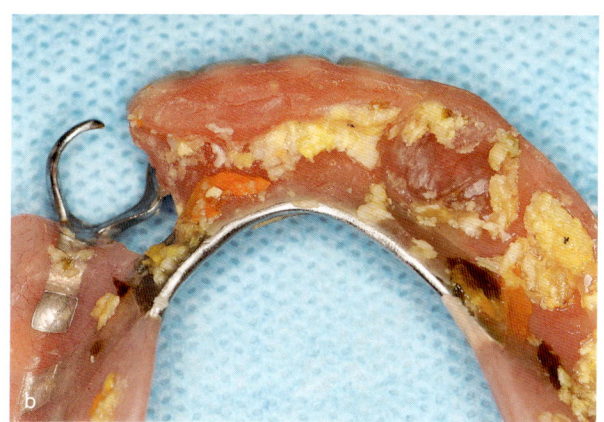

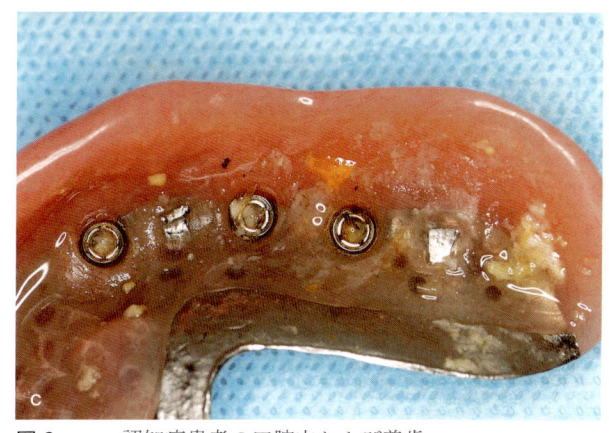

図2a-c　認知症患者の口腔内および義歯．

4　文献にみる歯科インプラント治療へのリスク

認知症に関しては，歯科インプラント治療後に罹患した場合の報告は散見されるが，認知症と診断されてから治療を行った報告は，現状ではみられない．総論のなかには，本疾患を相対的禁忌症としてとらえている論文[1]もみられる．これはやはり進行性病変であり，全身状態および精神状態が不安定であり，口腔内への歯科インプラントを含めた積極的な治療自体のリスクが高いためと考える．むしろ，罹患した後は現状の口腔内を維持するための口腔ケアをどのように行い，口腔内の安定と誤嚥性肺炎などの口

腔内が影響する疾患に罹患しないようなケアが必要になるからである．

咬合回復による認知症の進行への影響に関しては不明な点が多く，一部の臨床家がその経験から歯科インプラント治療により認知症の進行が止まった，あるいは改善につながったとの報告を行っているが，それを裏づけるデータが十分にないため，一般的には否定的に考えるべきである．

5 かかりつけ医との連携のとり方

かかりつけ医との連携については，まず認知症であるかどうかの確認が一番重要である．それにより歯科インプラント治療の中止を考えなければならないからである．そして認知症であれば，その分類と現状について問い合わせる必要がある．あわせて，基礎疾患の有無やその投薬内容についてはもちろんであるが，今後の進行状態の予測もできれば情報として聞いておくべきである．認知症であると診断された場合には，歯科インプラント治療を再考するだけではなく，今後の患者の状況の変化に合わせた口腔ケアへと治療をシフトしていかなければならない．とくに歩行障害などの身体的な障害がみられた場合には，在宅診療の必要性も考慮する．先にも述べたように，進行する病変であるため，一度の対診では患者の状況の変化に気づかないこともあり，文書だけではなく，電話などでかかりつけ医と密な連絡をとることが必要となる．

6 投薬内容の見方と対応

アルツハイマー病の治療薬としては，脳内のアセチルコリン減少が認知機能障害に影響しているため，アセチルコリンの分解を阻害する，コリンエステラーゼ阻害薬のドネペジル塩酸塩が現在のところ日本で唯一の治療薬である．副作用としては，吐き気,食欲不振,下痢などの消化器症状が多くみられる．これによる完治は困難であるが，進行を遅らせる可能性がある．認知症の行動・精神症状に対しては，リスペリドンなどの非定型抗精神病薬などが使用される．また，副作用が少ないことから抑肝散などの漢方の使用も試みられる場合もある．現在は，コリンエステラーゼ阻害薬はドネペジル塩酸塩だけであるが，リバスチグミン，ガランタミン，NMDA受容体拮抗薬のメマンチンなどの臨床試験が終わり，承認が待たれているところである．

その他基礎疾患がある場合には，それぞれに対しての投薬があるため，対診を行った際には投薬内容を確認し，それぞれの副作用および併用注意薬を確認しておく必要がある．

参考文献

1. Debby H, Hom-Lay W. Medical contraindications to implant therapy：Part Ⅱ：Relative contraindications. Implant Dentistry 2007；16(1)：13-23.
2. 佐藤田鶴子.歯科治療の安全往来 慢性全身疾患50ガイダンス.東京：デンタルダイヤモンド，2007.
3. 井田和徳,堂前尚親,西田次郎 編.歯科のための内科学 改訂第3版.東京：南江堂，2010.
4. 泉 孝英.今日の診療のために ガイドライン外来診療2011.東京：日経メディカル開発，2011.
5. 佐藤田鶴子，藤井 彰.納得！歯科適応薬の相互作用 －歯科医療の安全のために－.東京：ヒョーロン・パブリッシャーズ，2008.

臨床アドバイス③ 血栓症治療薬の特性と歯科インプラント治療に際しての休薬期間

血栓症治療薬には，①抗血小板薬，②抗凝固薬，③線溶療法薬がある．

①抗血小板薬

血栓形成，すなわち凝固塊をつくる初期段階である血小板の粘着・凝集を抑制する薬剤である．血液が血管内で凝固しないのは，血小板表面の粘着性を司っている糖タンパク質が粘着性を発揮していない（活性化していない）ためで，この粘着性を活性化し血小板血栓を形成する一次止血を起こすには血小板がコラーゲン線維と接触するか，フォンビルブランド因子（vWF），ADP（アデノシン二リン酸）が血小板受容体と結合する必要があるが，生理的な状態では外傷などにより血管壁が傷つけられることで発症することがあるものの，普通の生活をしている状態では認められない．しかし，動脈硬化症などでは，血管内皮細胞障害が起こることで，血管内皮下結合組織（コラーゲン線維）が露出し血小板の粘着性が活性化され，血栓形成が容易に始まる状態にあることで，抗血小板薬が投与される．とくに，動脈系の血栓形成予防薬として用いられる．

②抗凝固薬

血小板が粘着・凝集を起こし血小板血栓を形成（一次止血）した後に，血液凝固過程（二次止血，永続的止血）が進行し，その結果形成されたフィブリンが，一次止血で形成された血小板凝集塊と結合し，不溶性の凝固塊（血餅）が形成される血液凝固過程の進行を阻止する薬剤である．とくに，静脈系の血栓形成予防薬として用いられている．

③線溶療法薬

形成されてしまった血栓（血餅，凝固塊）を溶解する目的で投与される薬剤で，血餅を溶解する過程である線維素溶解系に作用する．

このように血栓症治療薬は大きく3つに分類されるが，それぞれの薬剤（一般名）とその主な作用を示す（表1）．

＜必要な休薬期間＞

歯科インプラント手術前の休薬は，かかりつけ医との連携をとって行うが，一般的に，アスピリン系の抗血小板薬で7日前，チクロピジン，クロピドグレルで14日前，シロスタゾールで3日前に休薬させる．抗凝固薬のダビガトランエテキシラート系薬剤では，当日のみの休薬で内視鏡処置は可能であるとしている．

※血小板粘着・凝集や血液凝固のメカニズムは105頁図4参照．

表1　血栓症治療薬の名称と主な作用

分類	薬剤名	作用
抗血小板薬	アスピリン	COX阻害薬
	オザグレル	TX合成酵素阻害薬
	イコサペント酸エチル	TXA2合成阻害
	サルポグレラート	セロトニン受容体（5HT2）阻害薬
	チクロピジン，クロピドグレル	ADP受容体阻害薬
	ベラプロスト（PGI2）	PG受容体活性薬
	アルアルプロスタジル，リマプロスト（PGE1）	PG受容体活性薬
	シロスタゾール，ジピリダモール	PDE（Ⅲ）阻害薬
抗凝固薬	ワルファリン	抗ビタミンK（プロトロンビン形成阻害）薬
	ヘパリン	アンチトロンビンⅢ活性薬
	ダルテパリン，レビパリン（低分子ヘパリン）	アンチトロンビンⅢ活性薬，第Xa因子阻害薬
	ガベキサート，ナファモスタット	第Xa因子阻害薬
	アルガトロバン，ダビガトランエテキシラート（内服）	直接トロンビン阻害薬，第Xa因子阻害薬
	エドキサバン	直接第Xa因子阻害薬
線溶療法薬	ウロキナーゼ	プラスミノーゲン活性薬
	組織プラスミノーゲンアクチベーター	フィブリン親和性プラスミノーゲン活性薬

てんかんと歯科インプラント治療

廣安一彦[1]　五十嵐隆一[1]　渡邉文彦[2]
1）日本歯科大学新潟病院口腔外科・口腔インプラントセンター　2）日本歯科大学新潟生命歯学部歯科補綴学第二講座

1　どのような病気か

　てんかんとは種々の原因によって起こる慢性の脳機能障害で，大脳ニューロンの過剰な発射の結果として起こる反復性発作（てんかん発作）を主徴とし，これに種々の臨床症状および検査所見をともなうものと定義（WHO）されている．てんかんの発生率は人口10万人あたり約50人，有病率は約1％と頻度の高い疾患で，さらに近年では高齢者での発病率の高さも指摘されている[1]．てんかん発作とは，慢性反復性でかつ脳波上，特発性脳律動異常をともなうもので，その律動の脳内での部位と広がりにより，意識障害，けいれんなどの症状を呈する．発作は，大発作，小発作，焦点性発作，精神運動性発作，自律神経性発作に分類される（表1）[2]．

　診断では発作時の状態の問診（家族や友人など）も重要であるが，身体理学的・神経学的所見として麻痺，感覚障害，知的障害，不随意運動などにも注意が必要である．検査としては脳波検査が重要であるが，初回では約半数でしかてんかん性脳波がみられないため，数回の検査が必要となる場合もある．ま

表1　発作の種類（文献2より引用改変）

発作の種類	主な症状
大発作	もっとも頻度が高く，突然意識消失とけいれんを生じる．歯のくいしばり，散瞳，呼吸停止，チアノーゼを呈した後，筋は弛緩，発作後入眠し，徐々に意識が回復する．
小発作	短時間の意識消失．筋緊張低下，ミオクローヌス発作などを主徴とし，気づかれないこともある．
焦点性発作	けいれんや感覚異常がほぼ一定した部位に起こる．大脳皮質に限局性の器質的障害が存在する場合が多い．
精神運動発作	発作性の異常行動，異常気分を示す．
自律神経発作	頭痛や腹痛などが発作性にみられる．小児に多い．

た，遺伝子検査で判明する場合もみられる．これらの各種検査の結果より，部分てんかん，全般てんかん，未決定てんかんの三種類に分けられ，それぞれ特発性，症候性に類型分類される（表1）．

2　てんかんのリスクと初診時にチェックすること

　てんかん患者への対応について，てんかん発作の頻度を中心に診断の流れとリスクをフローチャートで示す（図1）．本疾患は，発作の頻度が少なく，2年以上認めず，精神的にも安定している状態であれば，リスクが低く治療の可能性はあると考える．それに対して，発作の頻度が高く，誘発原因が歯科治療行為にもあてはまる場合は，リスクが高く，治療

は避けるべきと考える．

　初診時では問診により，発作の種類や原因を詳しく聴取する（表2）．とくにストレスにより発作が誘発される場合には，歯科治療自体が困難となる場合もある．また，熱や光に対して発作が誘発されることもあるので，口腔内診査時の歯科用ライトが目を直射しないように心がけることも必要である．また，

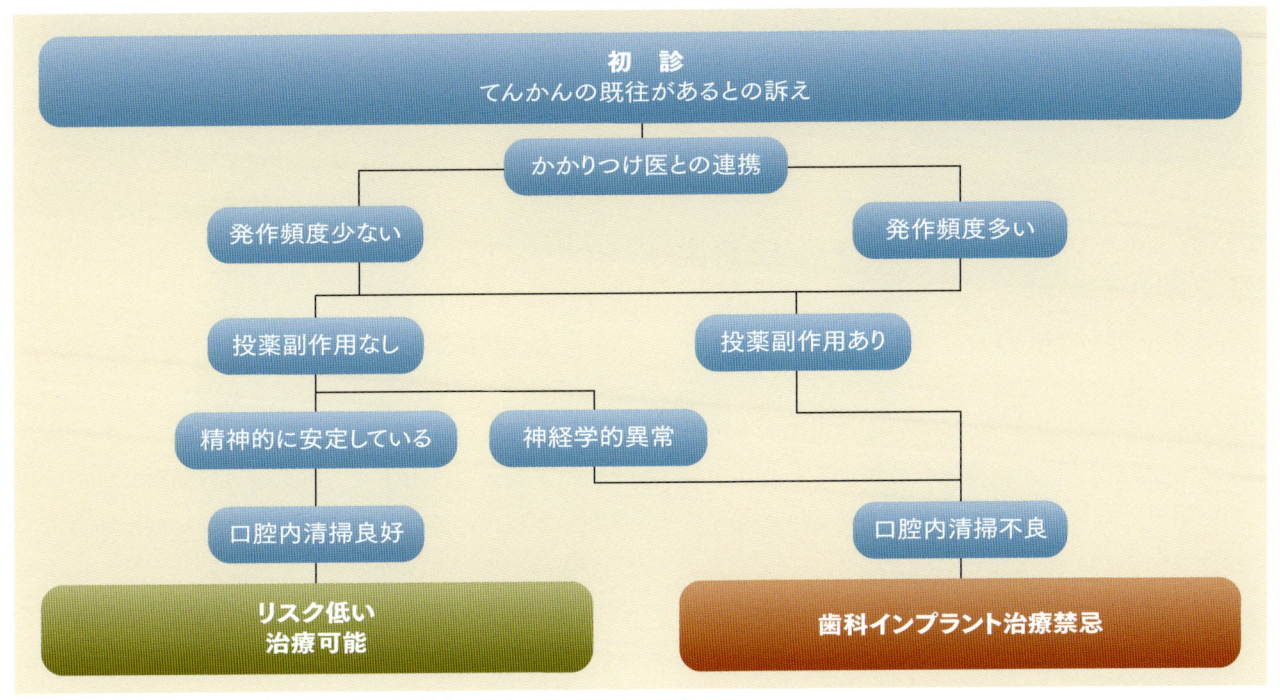

図1　初診時のてんかん患者へのリスク度チェックのフローチャート．

表2	発作の誘因
一般的な誘因	低血糖，月経周期，睡眠不足，過労，アルコール摂取，情動の変化，驚愕，熱，光，不規則な抗てんかん薬の服用
歯科治療時の誘因	歯科診療時のライト，リズミカルな歯磨きの振動，局所麻酔など一過性の痛み

抗てんかん薬であるフェニトインにより歯肉増殖症などを引き起こしている場合もあり（図2），口腔内清掃状態を含めた口腔内の環境についてチェックすることも忘れてはならない．

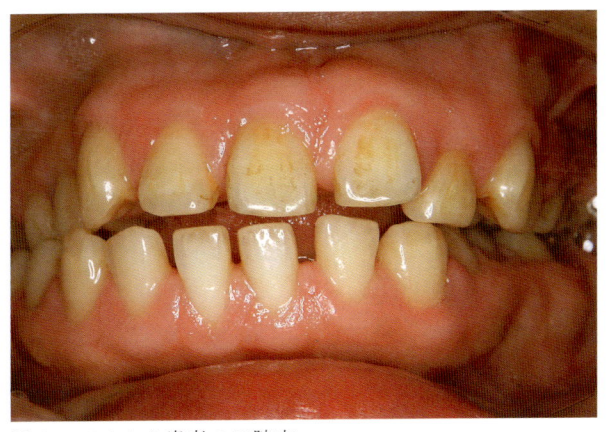

図2　てんかん患者の口腔内．

3　歯科インプラント治療に与える影響と対応

1）歯科インプラント治療は可能か

　歯科インプラント治療は，てんかんの原因となる疾患がなく，投薬にて発作が2年以上みられない，口腔内環境が整っている，精神的にも安定しているなどの条件が重なった場合には通常の患者と変わらない処置が可能と考える．しかし，神経学的異常，脳波異常，高齢などの要因がみられる場合は，発作を起こす可能性が高いため，治療を開始するかどうかは慎重に判断しなければならない．また，口腔内環境が安定していない，または口腔内清掃状態がよくない場合には，予後不良となることも考慮しなければならない．

いずれにしても歯科インプラント治療を選択する際には，かかりつけ医と連携をとり，また，患者および家族と治療内容と予後について十分な相談を行わなければならない．

2）歯科インプラント治療に対するリスク度とその対応

てんかん自体が歯科インプラント治療に直接影響するという報告は今のところみられない．しかし，てんかんは疾患自体やその投薬の副作用により精神状態が安定せず，うつ状態となる場合もあり，歯科インプラント治療に関する相談や説明も患者だけでなく家族立会いで行うことが望ましい．

治療に関してはストレスが発作の誘因となることがあるのを考慮する．治療中では，長時間の同じ体勢，局所麻酔の刺激，ライトの光による刺激などが挙げられる．また，体調不良による誘因として，寝不足，過労，低血糖，月経周期，発熱などが挙げられ，治療日の患者の体調を治療医が正確に判断し，なるべくリラックスした状態で治療を行わなければならない．

そして，治療中のみならず，治療前後であってもてんかん発作が起こる場合が想定されるため，発作が起こった場合の対処についても準備をしておかなければならない．発作の対処については，てんかんの種類，発作の状態により対処法が違ってくるため，かかりつけ医との連携を密にとり，発作時の対処法についても指導を受け，準備をしておかなければならない．また，発作時には意識が消失し，転倒する強直・間代発作もあり，転倒時には頭部を含め，周囲の器材等に強打しないよう注意が必要である．

歯科インプラント治療の予後に関しては，歯肉増殖症の発症あるいは増悪に注意を払わなくてはならない．また，精神状態が安定していないと日々の口腔内清掃状態が悪くなることも考えられるため，歯科インプラント治療を長期にわたり成功に導くためには，定期検査の周期を短く設定することも必要である．

4 文献にみる歯科インプラント治療へのリスク

オランダのCuneら[3]は，てんかん患者61人，137本の歯科インプラント治療を行った結果の16年後のインプラント生存率は97.6％であり，薬剤性の歯肉増殖も起こらず，てんかん症例でも選択肢のひとつであると報告している．しかしながら，口腔内の衛生状態は不衛生であり，インプラント周囲粘膜炎も認められたと報告している．そのほかにも，てんかんと歯科インプラント治療について述べているケースレポートは散見されるが，てんかんの歯科インプラント治療へのリスクについて言及しているエビデンスのある論文は現状ではみられない．そのため，前述の論文の結果がすべてのてんかん患者にあてはまるかどうかは疑問が残るところである．

5 かかりつけ医との連携のとり方

かかりつけ医との連携では，まずてんかんの種類，原因，治療の経過および投薬内容について問い合わせる必要がある．また，発作の種類と誘因について問い合わせることも忘れてはならない．原因となる疾患により発症する症候性てんかんの場合は，その原疾患の状態とそれに対する治療の経過や投薬内容と現在の状態についても把握が必要である．

6 投薬内容の見方と対応

　発作型による抗てんかん薬の使用については，**表3**に示すとおりである．これらの抗てんかん薬には，全身倦怠感，眠気，めまいなどの副作用がみられる．そのほかにも，急性精神症状，うつ状態，心伝道系障害，低ナトリウム血症，パーキンソン症状など薬剤特有の副作用もみられる．そのため，発作がみられず長期に安定している状態であっても，その精神状態や体調には十分気をつけなければならない．

　また，フェニトインは先にも述べたように，線維性増殖をきたす歯肉増殖症を引き起こす副作用がみられる．そのため，口腔内清掃には十分気をつけて，TBI や PMTC を定期的に行い，口腔内環境の変化に気をつけなければならない．歯肉増殖が著しい場合には，外科的処置である歯肉切除が必要となる場合もある．

　さらに，抗てんかん薬と歯科で処方される薬との併用で注意が必要なものもある．クラリスロマイシンは，カルバマゼピンの血中濃度を上げ，中毒症状を引き起こす可能性がある．イトラコナゾールは，カルバマゼピンやフェニトインの血中濃度を上昇させる．カルバペネム系抗菌薬は，バルプロ酸ナトリウムとの併用で，てんかん発作の再発の可能性が高まるとされている（**表4**）．これらの薬剤を使用する場合には，十分な注意が必要となる．

表3　抗てんかん薬の選択

発作型		第1選択	第2選択
全般発作	強直・間代	バルプロ酸ナトリウム	フェノバルビタール
	欠神発作	バルプロ酸ナトリウム	エトスクシミド
	ミオクローヌス発作	バルプロ酸ナトリウム	クロナゼパム
部分発作	単純部分発作	カルバマゼピン	フェニトイン ゾニサミド バルプロ酸ナトリウム
	複雑部分発作		

表4　抗てんかん薬との相互作用

抗てんかん薬	歯科で処方される薬	相互作用
カルバマゼピン（テグレトール®）	マクロライド系抗菌薬	カルバマゼピン濃度が急激に上昇し，中毒症状を発症
	テトラサイクリン系抗菌薬	作用減弱
フェニトイン（ヒダントール® など）	抗真菌薬（イトラコナゾール）	フェニトイン血中濃度低下
フェノバルビタール（フェノバール®）	テトラサイクリン系抗菌薬	血中半減期を短縮することがある
プリミドン（プリミドン®）	テトラサイクリン系抗菌薬	血中半減期を短縮することがある
バルプロ酸ナトリウム（デパケン®）	カルバペネム系抗菌薬（カルベニン®，メロペン®）	てんかん発作の再発をすることがある
	エリスロマイシン	バルプロ酸の効果が増強することがある

参考文献

1. 泉 孝英．今日の診療のために ガイドライン外来診療2011．東京：日経メディカル開発，2011．
2. 井田和徳，堂前尚親，西田次郎 編．歯科のための内科学 改訂第3版．東京：南江堂，2010．
3. Cune MS, Strooker H, van der Reijden WA, de Putter C, Laine ML, Verhoeven JW. Dental implants in persons with severe epilepsy and multiple disabilities: a long-term retrospective study. Int J Oral Maxillofac Implants 2009;24(3):534-540.
4. 佐藤田鶴子．歯科治療の安全往来 慢性全身疾患50ガイダンス．東京：デンタルダイヤモンド，2007．
5. 佐藤田鶴子，藤井 彰．納得！歯科適応薬の相互作用 －歯科医療の安全のために－．東京：ヒョーロン・パブリッシャーズ，2008．

Chapter 7
血液・造血器疾患

Chapter 7 血液・造血器疾患

1 貧血と歯科インプラント治療

永原國央　田邊俊一郎
朝日大学歯学部口腔病態医療学講座インプラント学分野

1 どのような病気か

末梢血液成分である赤血球の異常で，赤血球数あるいは血色素（ヘモグロビン）量が減少する疾患である．そのほかに，特殊ではあるが汎血球減少症（再生不良性貧血）というものがある．しかし，貧血の大半が鉄欠乏性貧血であり，赤血球内のヘモグロビンをつくり出している主成分である血清鉄が減少している．そのため，酸素運搬の主役であるヘモグロビンが減少し，酸素運搬に障害を起こしている病気であると考えたほうがよい．

根本的に人体の細胞は酸素の存在下において好気的（酸素を利用して）にエネルギー産生を行って活動し生命を維持している．そのエネルギー代謝（好気的エネルギー産生）が酸素の供給が少なくなることにより十分に機能しなくなり，細胞の活動が低下する．

創傷治癒において，細胞は活発な代謝を行い分裂・増殖・分化を行う．その過程が正常に営めれば正常な治癒となり，その過程が障害されれば治癒不全を起こす．貧血による酸素運搬能低下は，細胞の活発な代謝による分裂・増殖・分化の過程に障害を起こし，正常な治癒過程に影響を与えることになる．

そのほかの貧血疾患には，悪性貧血（巨赤芽球性貧血），再生不良性貧血，溶血性貧血がある．さらに，白血病により二次的に発症する貧血も存在する．

①鉄欠乏性貧血

何らかの原因により食物からの鉄分の吸収が低下し，ヘモグロビン産生が低下して発症するものと，出血が多くなったことで赤血球の産生が間に合わなくなり発症するものとがある．前者には，消化管の悪性腫瘍にて消化管の切除手術を受けた場合が

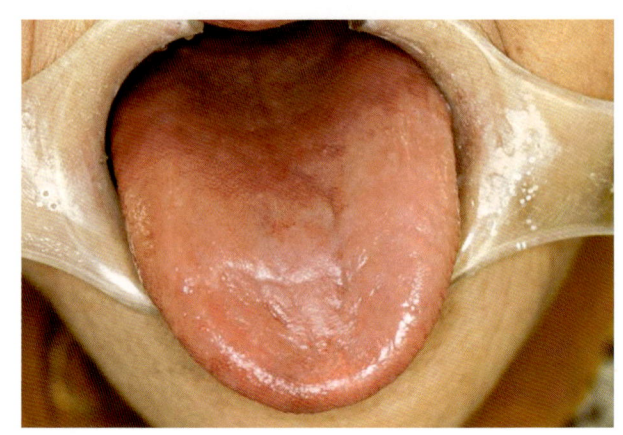

図1　貧血患者の舌炎．

あり，食物の消化が悪くなり，流れが速くなることで鉄分の吸収が減少する．後者は，妊娠，生理出血，消化管出血が多いことで発症する．口腔内では，Plummer-Vinson症候群を発症し，舌炎（図1），嚥下困難が生じる．また，爪の変形も起こる．

②再生不良性貧血

骨髄の造血機能が低下することにより発症するもので，汎血球減少症，すなわち，赤血球のみならず白血球，血小板数が減少する．そのため，易感染，止血困難などが発症する．

③悪性貧血

ビタミンB_{12}，葉酸の欠乏により発症する．ビタミンB_{12}はDNA合成時の補酵素として不可欠な栄養素であるが，この不足により細胞の再生・増殖が行われにくくなる．とくに赤血球はその増殖が十分に行われなくなると，血液中の赤血球の減少を起こ

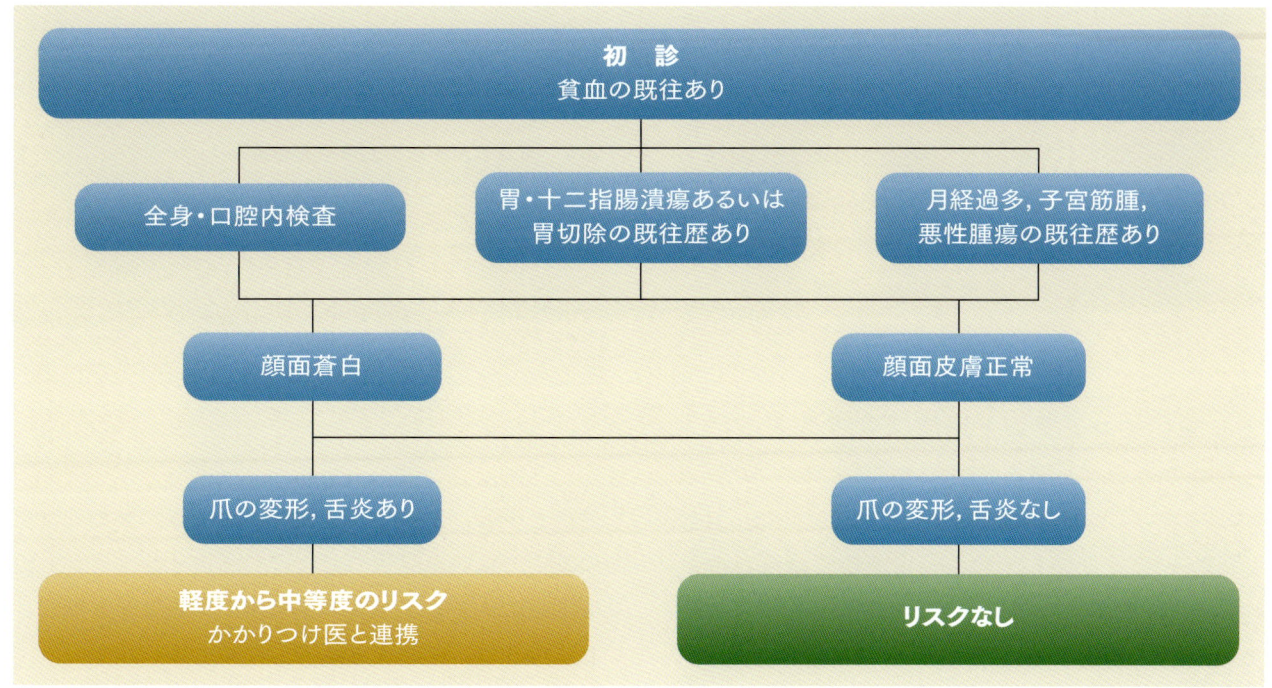

図2 初診時の貧血患者へのリスク度チェックのフローチャート.

してしまう.さらに,この疾患が進行することにより白血球,血小板の産生にも影響が及び,汎血球減少症を起こしてしまうことがある.そのため,進行した悪性貧血では,易感染,止血困難が発症する.口腔内には,Hanter舌炎が発症する.

④溶血性貧血

免疫機能の異常による自己免疫疾患で,赤血球の破壊が亢進してしまう疾患で,黄疸を併発していることが多い.

2　貧血のリスクと初診時にチェックすること

初診時の問診で,貧血に関して項目を挙げて聴取する(図2).患者は「貧血程度では歯科インプラント治療と関係ない」と考え,その既往があっても話さない.そのため,必ず「貧血と指摘されたことがないか」を聴取する.貧血の既往がはっきりしたら,その原因は何かを探る.患者によっては,「胃がんにより胃の切除後に発症した」とか,「子宮筋腫の手術後」あるいは「月経過多が原因」というように,常日頃よりかかりつけ医からいわれているため,はっきりと答えてくれる.しかし,原因を知らない場合は,胃潰瘍,胃がん(食道がん)の手術,子宮筋腫などの手術,そして月経の量に関しても質問しなくてはいけない.

おおむねの原因がわかった後は,現在の状態を把握する.とくにチェックする必要があるのが,顔色,爪,舌,口唇などの貧血状態である.これらのチェックを行い,問題がある場合は,かかりつけ医に対診を行うと同時に末梢血液の検査を行う.

貧血の既往があり,現在検査データに異常がなく,臨床症状もない場合は,リスクなしと考えて問題ない.

3　歯科インプラント治療に与える影響と対応

創傷治癒のしくみが障害を受けることで，歯科インプラント治療で行うインプラント体等の異物を生体内へ埋入した場合は，その手術創の哆開，感染等が起こりやすくなり，確実な骨接合が得られないことになる．

1）歯科インプラント治療は可能か

可能であるが，貧血(鉄欠乏性貧血の場合)の原因(成長発育のともなうもの，消化管出血，胃切除後，妊娠，月経過多等)を把握しておく．血液検査結果とそれに合った治療計画を立てる．その他の貧血では，病名の確認，内服薬の確認，現在の検査結果の把握が必要である．

2）歯科インプラント治療に対するリスク度

リスク度は"軽度から中等度"である．

3）リスク別にどのような対応になるか

リスク度が低い：血液検査結果が正常であるが，鉄剤等の内服薬を処方されている．このような場合には，健常者と同様に処置をすることができる．

リスク度が高い：検査結果で赤血球数，ヘモグロビン値，ヘマトクリット値が低値を示している場合(表1)．

そのほかにPlummer-Vinson症候群(スプーン状爪の変形，月経異常，異食症，嚥下障害)を認める場合は，禁忌症と判断する．この場合，貧血治療を優先し，検査結果が落ち着けば歯科インプラント治療を行う．

鉄欠乏性貧血以外のものでは，かかりつけ医との連携を十分にとって安全性を確認する．また，将来において貧血の症状の悪化等で歯科インプラント治療部位のメインテナンスが困難であることが予測される場合は，禁忌症と認識しなくてはいけない．

表1　リスク度が高い血液検査結果

検査項目	男性	女性
赤血球数	$350 \times 10^4/\mu l$ 以下	$300 \times 10^4/\mu l$ 以下
ヘモグロビン値	8.4g/dl 以下	7.2g/dl 以下
ヘマトクリット値	28% 以下	24% 以下

4）リスク度が高いケースでの注意事項

鉄欠乏性貧血において検査結果で高度の貧血が認められる場合は，歯科インプラント治療では，大きな手術を避ける．たとえば1回の手術での埋入本数を最大3本までとする．また，骨造成手術等を積極的に行うのではなく，なるべく避け，手術侵襲を少なくする手術法を選択する．

その他の貧血として，悪性貧血では，貧血に加え重傷例では白血球数，血小板数の減少が起こる場合があるため，出血傾向および易感染性であることを認識しなくてはいけない．再生不良性貧血でも同様に出血と感染に注意が必要であるとともに，内服薬はいくつかの種類のものが使われるが，それぞれの副作用に注意する．溶血性貧血では免疫抑制薬を服用している場合があるため，注意が必要になる．

4　文献にみる歯科インプラント治療へのリスク

2000年にGiglio MJら[1]が貧血ラットを使い，抜歯窩の治癒とインプラント体埋入後の治癒を比較検討しているが，いずれにおいても貧血あるいは貧血に関連した状態においては，治癒が遅くなったと述べている．

5 かかりつけ医との連携のとり方

　末梢血液検査結果および投薬内容等の情報を得るようにする．投薬を受けているにもかかわらず改善のみられない症例には，歯科インプラント治療はリスクが高いことを十分に説明する．また，鉄欠乏性貧血ではその原因を把握しておく必要性がある．とくに，胃・十二指腸等の消化管出血が原因の場合（胃・十二指腸疾患は38〜41頁参照）では，内服薬の投与に制約があることが考えられるため，十分な情報収集をしなくてはいけない．

6 投薬内容の見方と対応

　鉄剤の投与を受けている場合は，抗菌薬によっては吸収が阻害されることがあるため併用には注意が必要である．そのほか，ビタミン薬あるいは免疫抑制薬の投与を受けている場合もあるので，注意を要する（表2）．

表2　各貧血の治療・投薬例

疾患	治療・投薬例
鉄欠乏性貧血	鉄剤の投与（副作用として胃腸障害がある）
再生不良性貧血	輸血，免疫制御療法，多量ステロイド投与，骨髄移植
悪性貧血	ビタミンB_{12}の筋肉内投与
溶血性貧血	脾臓摘出，免疫抑制薬（ステロイド），輸血，骨髄移植

参考文献
1. Giglio MJ, Gorustovich A, Guglielmotti MB. Bone healing under experimental anemia in rats. Acta Odontol Latinoam 2000；13(2)：63-72.
2. 井田和徳，堂前尚親，西田次郎 編集．歯科のための内科学 改訂第3版．東京：南江堂，2010：249-296.

Chapter 7
血液・造血器疾患

2

白血病と歯科インプラント治療

廣安一彦[1]　上田　潤[1]　渡邉文彦[2]
1）日本歯科大学新潟病院口腔外科・口腔インプラントセンター　　2）日本歯科大学新潟生命歯学部歯科補綴学第二講座

1 どのような病気か

　白血病は，遺伝子異常を起こした白血病細胞が過剰に増殖し，蓄積していく疾患である．原因として放射線被曝や化学療法などがあるが，そのほとんどが原因不明である．白血病はその臨床経過から急性・慢性，細胞系列から骨髄性とリンパ性に分類されている．急性白血病では，未分化な白血病細胞が急速に増殖するが，慢性白血病では成熟した白血病細胞が緩徐に増殖・蓄積する．体内の白血病細胞が10^{12}個を越えると，骨髄が白血病細胞で占拠され，正常造血機能が阻害されることとなる．白血病細胞の過剰増殖とそれにともなう骨髄不全が白血病の主とした病態となる．

　白血病は年間人口10万人あたり5人の発生率であるが，罹患率は年齢とともに増加している．ただし，急性リンパ性白血病などの一部は小児や若年者に多くみられる[1]．

　現在では，口腔内からの出血が主訴で歯科医院を受診する患者で初めて白血病と診断される場合もあるが，治療は全身疾患として捉え，血液内科や小児科にて行われることとなる（図1, 2）．

①急性白血病

　急性白血病は，急性骨髄性白血病（AML）と急性リンパ性白血病（ALL）に分けられる．貧血，顆粒球減少による易感染性や難治性感染，血小板減少による出血傾向が3大症状としてみられる．AMLでは，骨髄で未熟な白血病細胞の増加と白血病裂孔がみられる．白血病細胞中には，アウエル小体やペルオキシダーゼ染色3％以上の陽性率をみる．

　約20％の急性白血病患者は，歯肉出血や抜歯後出血を初発症状として歯科医院を受診する場合や，歯肉・口蓋に白血病細胞の浸潤による腫瘤（白血病腫瘤）を認め，歯科医院を受診する患者もいるため見すごすことのないよう注意が必要である．

　検査所見では，正球性正色素性貧血と血小板減少を認めるが，白血球数は100〜15万/μlと不定である．血液像の顕微鏡観察で白血病細胞の出現を認めることにより最終的に診断される．

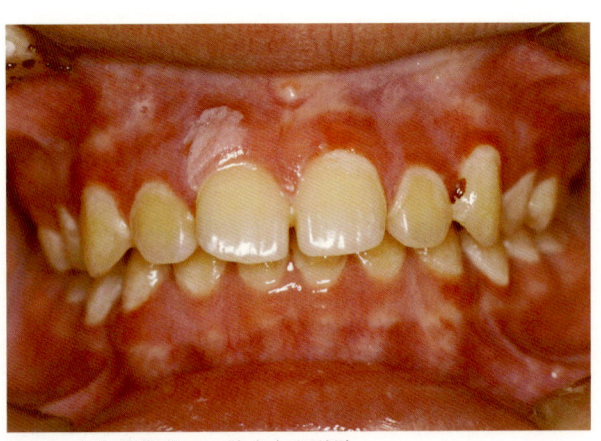

図1　白血病患者の口腔内（正面観）．

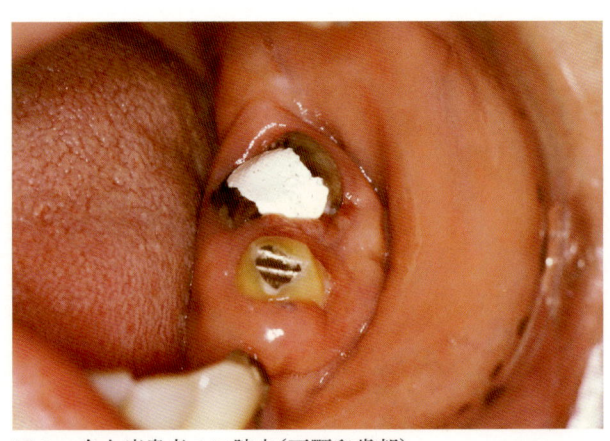

図2　白血病患者の口腔内（下顎臼歯部）．

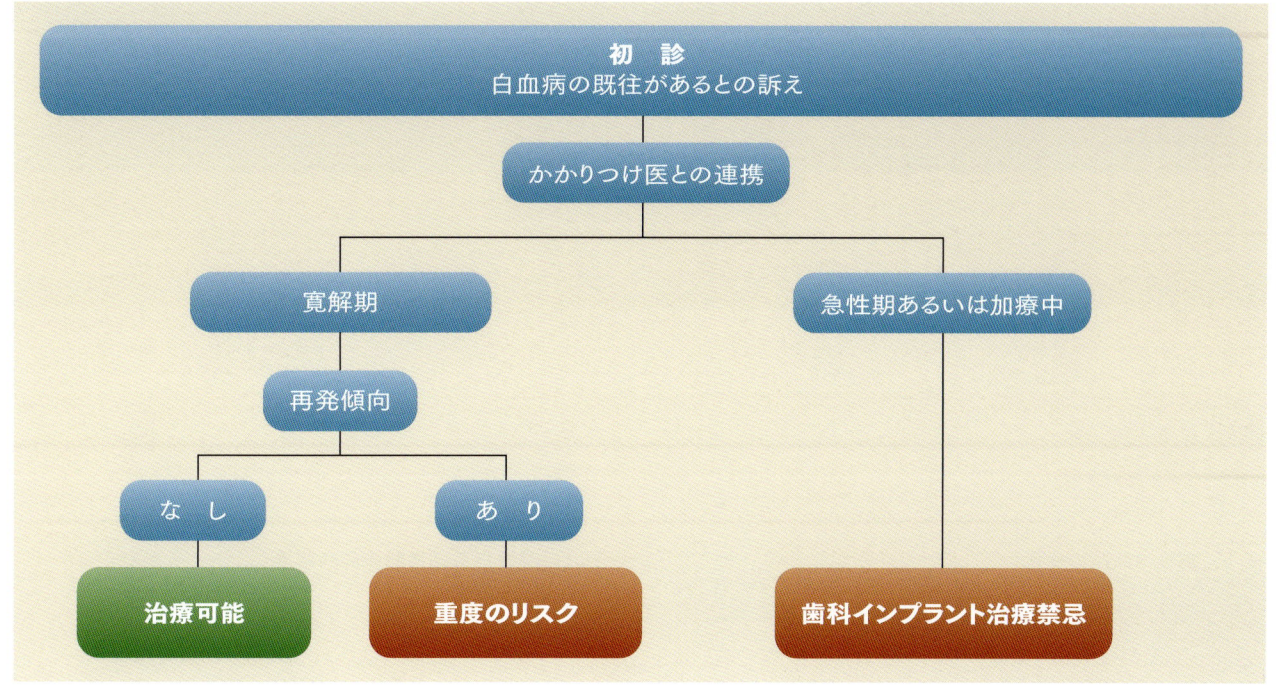

図3 初診時の白血病患者へのリスク度チェックのフローチャート．

治療は抗悪性腫瘍療法と支持療法を選択し行う．抗悪性腫瘍療法は，種々の作用をもつ多種の抗悪性腫瘍薬の組み合わせにより行う化学療法が主となる．支持療法は，抗生物質，抗ウイルス薬，抗真菌薬を用いて感染症対策および血小板や赤血球輸血による補助療法が重要である．

成人65歳未満でのAML，ALLの予後は，寛解導入率70～80％，無病生存率40％程度となる．65歳以上では，寛解導入率40～50％，無病生存率10～20％と予後は不良である．

②慢性白血病

慢性白血病は，慢性骨髄性白血病（CML）と慢性リンパ性白血病（CLL）に分類される．日本人ではそのほとんどがCMLである．

慢性白血病は，自覚症状に乏しく，偶然発見されることも多い．CMLでは全身倦怠感や脾腫による腹部膨満感が主訴となる．また，異常なフィラデルフィア染色体が発現することで診断される．CLLではリンパ節腫脹がみられる．このリンパ節腫脹が唾液腺に波及すると，慢性硬化性唾液腺炎としてとらえられてきたMikulicz症候群とよばれる．

CMLの治療は，チロシンキナーゼ阻害薬のイマチニブメシル酸塩が第一選択薬として用いられている．CLLでは，無症状の場合が多く，経過観察のみとする場合も多い．

CMLの予後は，イマチニブメシル酸塩を用いた場合，5年生存率は89％と良好である．CLLは長年の経過をとり，治療の反復を必要とし，いずれ薬剤に抵抗性となるため，予後不良となる場合も少なくない．またいずれの慢性白血病も急性転化する場合があり，注意が必要である．

2 白血病のリスクと初診時にチェックすること

白血病患者への対応について，病期の状態による診断の流れとリスクをフローチャートで示す（図3）．本疾患は，寛解期で再発傾向がない場合には，治療の可能性はある．しかし，急性転化の可能性が高い

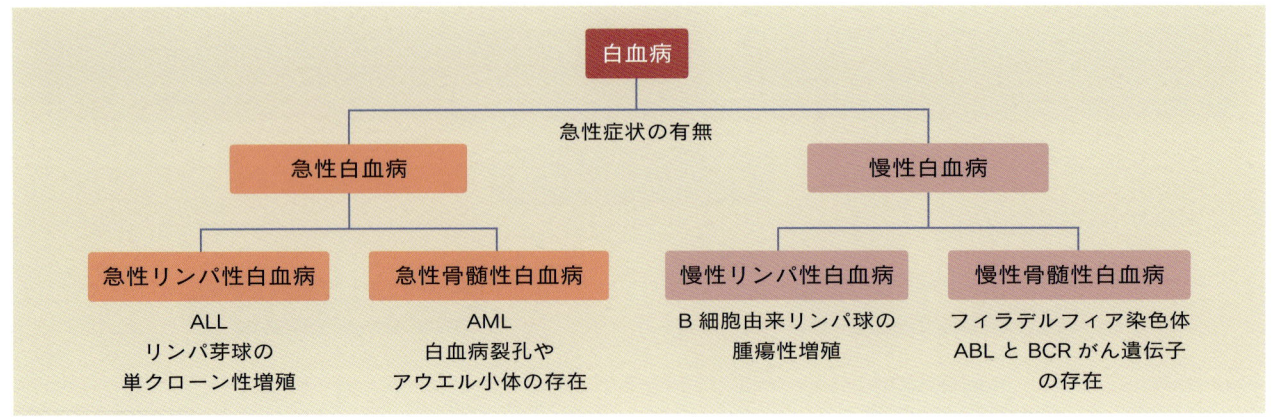

図4 白血病の分類.

表1 急性白血病の症状

原因	臨床所見
貧血	倦怠感，脱力，体重減少，食欲不振，出血傾向
臓器・軟組織・皮膚および中枢神経系への白血病細胞浸潤	骨痛，腹部膨満感，腫瘍の触知，頭痛，悪心，脳神経症状
好中球の減少（易感染性）	副鼻腔・呼吸器・尿路・直腸の局所感染症，敗血症
巨核球系の減少および機能異常	血小板数減少による鼻出血・歯肉出血・紫斑・血尿・血便・頭蓋内出血
白血病細胞の分解産物	播種性血管内凝固症候群（DIC）

表2 急性白血病寛解の診断基準

1．骨髄所見
　1）芽球5％以下
　2）異常細胞の消失（アウエル小体陽性細胞など）
　3）正常造血細胞の回復（赤血球系，顆粒球系，巨核球系）
2．末梢血所見
　1）芽球の消失
　2）好中球数1,000/μl以上，および血小板数10万/μl以上の回復
3．白血病の髄外浸潤症状の消失
4．以上が原則として4週間以上持続

場合，出血傾向を認めている場合には，リスク度は高くなり治療は避けるべきと考える．また，急性期では高リスクとなり，直接生命予後に関与することも考えられるため，治療は禁忌と考える．

　初診時でのリスク度は，白血病と診断されていれば，その状態によって変わってくる．そのためかかりつけ医に対診を行い，病期を把握する必要がある（図4）．とくに急性期であれば，出血傾向や易感染性により生命維持に直接関係することとなる．そのため，歯科治療全体が困難となる．慢性白血病であっても，慢性リンパ性白血病であると，貧血や血小板減少などの症状出現後の平均生存期間が2年以内ともいわれ，積極的な治療は避けなければならない．

白血病と診断されていない場合は，その診断が重要であり，その可能性がある場合には，血液内科等の専門機関への受診を促す必要がある．急性期を疑う症状は，表1に示すとおりである．とくに約20％の急性期白血病患者では，歯肉出血や抜歯後出血を初発症状として，歯科医院を受診する．また，歯肉や口蓋などに白血病細胞の浸潤による白血病腫瘍を主訴として来院する場合もある．そして，易感染性となっている場合は，難治性白血病病性歯肉炎を発症しやすい．これらの症状は見逃さないよう注意が必要である．ただし，急性期であっても寛解期にある患者では，通常の歯科治療に支障は認められない（表2）．

3 歯科インプラント治療に与える影響と対応

1）歯科インプラント治療は可能か

歯科インプラント治療は，急性白血病の寛解期であれば可能と考える．また，慢性白血病であれば，血小板数の変化により出血傾向がみられたり，易感染性の状態でなければ可能と考える．しかし，急性症状を認めたり，その治療中であると全身状態が安定していないため，治療は困難である．また，寛解期であっても症状再燃の可能性があったり，慢性白血病であっても，急性転化の可能性が高い場合は，その予後を考えると積極的な治療は避けるべきと考える．

2）歯科インプラント治療に対するリスク度とその対応

歯科インプラント治療のリスク度はその病期により違ってくる．

急性白血病発症時は，出血傾向や全身状態の悪化により治療のリスクは非常に高いため，歯科インプラント治療をはじめ，観血的処置を含む積極的な歯科処置は避けなければならない．

急性白血病治療中は，白血病細胞を減少もしくは絶滅させるために免疫抑制薬，抗悪性腫瘍薬，ステロイドなどを併用する．そのため，その化学療法自体により免疫力が低下し，易感染性となるため，口腔内ケアは行わないといけないが，積極的な治療はリスクが高いため避けるべきである．寛解期もしくは完全寛解の状態であれば，リスク度は低く，通常の患者に準じた治療は可能と考えるが，常に再発の可能性については注意が必要である．

慢性骨髄性白血病では，治療が終了し，白血球数の異常や血小板の質的・量的異常がみられず，全身状態が安定している場合には，リスク度は低いと考える．ただし，急性転化の可能性もあるため，注意が必要である．

慢性リンパ性白血病では，長期経過をたどることが多いが，貧血，血小板減少などの症状発現後は予後不良となるため，積極的な治療は避けるべきと考える．

4 文献にみる歯科インプラント治療へのリスク

白血病に対する歯科インプラント治療を行った評価できる文献は，現状では認められないが，治療後に白血病を発症したケース報告[2]は散見される．総論のなかでは出血性素因とともに出血をきたす疾患として絶対的禁忌症として挙げている文献[3]もみられる．白血病のすべてが絶対的禁忌症であるかは，判断が難しいところであるが，ケースレポートも少ないことを考えると，歯科インプラント治療の観血的処置によっても生命維持に影響を与える可能性があるためと考えられる．

5 かかりつけ医との連携のとり方

かかりつけ医との連携では，まず白血病の状態の確認が必要である．急性白血病であれば寛解導入療法，寛解後療法にどのような薬剤が使用されたのか．また，末梢血幹細胞移植などの処置が行われたかについても問い合わせておく必要がある．慢性白血病であれば，骨髄性かリンパ性かの違いと，その治療内容について聞いておく．次いで，患者の現在の状態，治療の有無，投薬の有無，再発の可能性，急性

転化の可能性，予後について詳細に情報を得ておく必要がある．もし観血的処置が可能な状態であれば，その注意事項や易感染性への対処についてアドバイスを得ておく．寛解期であっても再燃する可能性もあるため，口腔内での変化（出血や白血病腫瘍）が疑われた場合には，すぐに連絡し対処できるように日頃からの連携が重要である．

6 投薬内容の見方と対応

　65歳未満の急性骨髄性白血病の寛解導入療法としてイダルビシン塩酸塩とシタラビン，急性リンパ性白血病の寛解導入療法としてダウノルビシン塩酸塩，シクロホスファミド水和物など多剤併用療法が用いられる．

　慢性骨髄性白血病では，チロシンキナーゼ阻害薬であるイマチニブメシル酸塩が用いられ，5年生存率が89％ときわめて良好となっている．

　寛解導入療法，寛解後療法ともに注射薬がほとんどである．支持療法として，抗生物質，抗ウイルス薬，抗真菌薬が用いられたり，免疫抑制薬やステロイドなどが投与されている場合もある．かなり広範囲にわたる多種多様な薬剤の使用が考えられるが，いずれにしてもかかりつけ医と連携をとり，患者の現状とその治療内容を把握し，その投与されている薬剤については，副作用，併用注意などについて調べておく必要がある．

参考文献

1. 泉 孝英．今日の診療のために ガイドライン外来診療 2011．東京：日経メディカル開発，2011．
2. Debby H, Hom-Lay W. Medical contraindications to implant therapy：Part Ⅰ：absolute contraindications. Implant Dentistry 2006；15(4)：353-360．
3. Scully C, Hobkirk J, Dios PD. Dental endosseous implants in the medically compromised patient. J.Oral Rehabilitation 2007；34(8)：590-599．
4. 井田和徳，堂前尚親，西田次郎 編．歯科のための内科学 改訂第3版．東京：南江堂，2010．

Chapter 7 血液・造血器疾患

3 出血性素因と歯科インプラント治療

廣安一彦[1]　五十嵐隆一[1]　渡邉文彦[2]
1) 日本歯科大学新潟病院口腔外科・口腔インプラントセンター　　2) 日本歯科大学新潟生命歯学部歯科補綴学第二講座

1 どのような病気か

出血性素因は，皮膚，口腔，呼吸器，泌尿器，消化器，生殖器，脳内，筋肉・関節など全身にわたり紫斑から出血をきたす疾患の総称である．主として先天性出血性素因と後天性出血性素因に分けられ，それぞれ止血の機序から①血小板の異常，②血液凝固の異常，③血管の異常の3つに分けられる．

①血小板の異常

血小板数が減少すると出血時間が延長して，出血傾向をきたす．血小板数が約 $3 \times 10^4/\mu l$ 以下になると自然出血や出血傾向を示す．特発性血小板減少性紫斑病(ITP)はもっとも重要な疾患であり，免疫性に血小板数が減少する．血小板数が正常でも，血小板機能が低下していると出血時間が延長する．フォンビルブランド病(von Willebrand病)は凝固異常症であり，血小板機能異常症でもある．

a．特発性血小板減少性紫斑病(ITP)

血小板自己抗体により，脾臓などでの血小板破壊の亢進が原因とされている．初発症状としては，皮膚の紫斑，歯肉出血，鼻出血，性器出血が4大出血症状である．検査では，血小板数が著減し，出血時間の延長，毛細血管抵抗の減弱，血餅退縮不良が生じる．PTとAPTTなどの血液凝固検査には異常は認めない．治療は副腎皮質ステロイドの経口投与が主な治療であり，緊急時には血小板輸血が必要となる．予後は比較的良好であるが，血小板数が3万/μlでは，死亡率が約4倍に増加する．

b．薬剤誘発性血小板減少症

ヘパリン誘発性血小板減少症と抗血小板抗体産生による血小板減少症がある．とくに抗血小板抗体産生による血小板減少症は，種々の抗生物質，サルファ薬，抗てんかん薬などが原因で抗血小板抗体を作製し，血小板を傷害し減少症に至るため，投薬にも注意が必要である．

②血液凝固の異常

血液凝固の異常では，先天性血液凝固異常症である血友病A，血友病B，フォンビルブランド病がほとんどである．後天性ではビタミンK欠乏症がみられる．

a．血友病

遺伝性凝固異常の代表疾患であり，性染色体劣性遺伝が原因である．血友病Aは血液凝固因子第Ⅷ因子，血友病Bは第Ⅸ因子の欠損または活性低下が原因とされている．発生比は，A：B＝9：1，男児：女児＝99.5：0.5(％)であり，血友病Aで男児に現れることがほとんどである．乳幼児より，関節内や筋肉内への出血と皮下出血などの出血傾向がみられ，一度止血しても再度出血するため，後出血に注意が必要である(図1)．APTTは延長するが，PT 血小板数，出血時間は正常である．治療はそれぞれ不足している第Ⅷ因子(図2)，第Ⅸ因子濃縮製剤の補充療法が主となる．

b．フォンビルブランド病

血友病に次いで発症頻度が高い，遺伝性血液凝固異常症である．常染色体遺伝性で男女両性に発症する．フォンビルブランド因子の機能は血小板粘着能と第Ⅷ因子の安定化である．そのため本疾患は，血小板機能異常症であり，血液凝固異常症でもある．症状としては，紫斑と粘膜・皮膚への表層部出血と

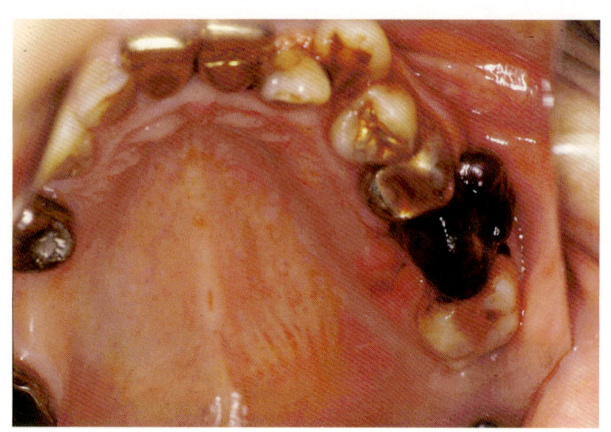

図1 血友病患者の口腔内.

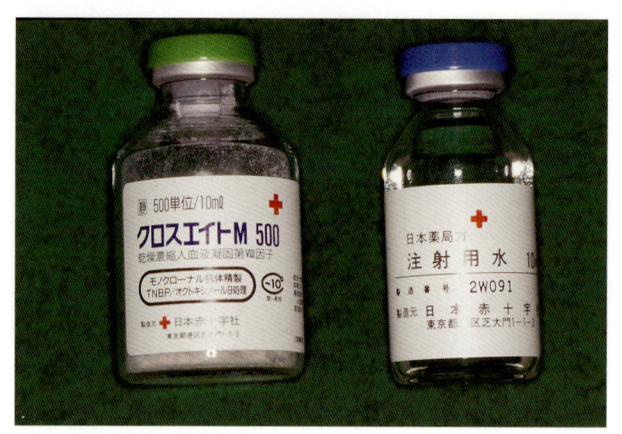

図2 第Ⅷ因子濃縮製剤.

深部組織への出血である．検査では，血小板数は正常だが，出血時間が延長し，APTTも延長する．治療としては，加熱第Ⅷ因子濃縮製剤による補充療法が選択される．

c．ビタミンK欠乏症

ビタミンKのKはドイツ語のKoagulation（凝固）の意味である．そのため，ビタミンKが欠乏するとビタミンK依存性凝固因子の活性が行われず，結果として凝固が遅延する．血液凝固阻害剤であるワルファリンなどは，このビタミンK依存性凝固因子の活性を抑制することにより血液の流れをよくするものである．したがって，観血的処置を行う前には，その作用を減弱する目的でビタミンK薬を投与することがある．

③血管の異常

血管の異常には，アレルギー性紫斑病や遺伝性出血性末梢血管拡張症（オスラー病）がある．どちらの疾患も紫斑や出血が認められるが，予後は比較的良好である．

2　出血性素因のリスクと初診時にチェックすること

出血性素因患者への対応について，出血性素因の病期の状態による診断の流れとリスクをフローチャートで示す（図3）．本疾患は，治療の必要性がなく，完全寛解もしくは自然軽快している場合には，通常の患者と同じようにリスクが低く，治療は可能と考える．治療が必要な場合や加療中では，出血傾向や凝固異常などの検査データに異常がない場合は"中等度"のリスクであるが，検査データに異常を認める場合は，生命予後に危害が及ぶ可能性が高いため治療は禁忌と考える．

出血性素因の初診時でのリスク度を判断するためには，まずその疾患を判別し止血機序のどの部分に影響があるのかをチェックしなければならない（図4）．そして，それらの臨床症状（表1），止血機能検査結果（表2），出血傾向の診断（表3）についても把握しておかなければならない．これにより，出血傾向や凝固異常が認められる場合は，観血的処置を含めた積極的な治療はリスクが非常に高いと判断する．疾患が判明していない場合でも，難治性歯肉出血がみられた場合には，白血病とともにITPを疑い，観血的処置後や抜歯後の難治性後出血がみられた場合には，白血病，ITPとともに血友病およびフォンビルブランド病を疑わなければならない．いずれも疑いがある場合には，血液内科等の専門機関へ対診

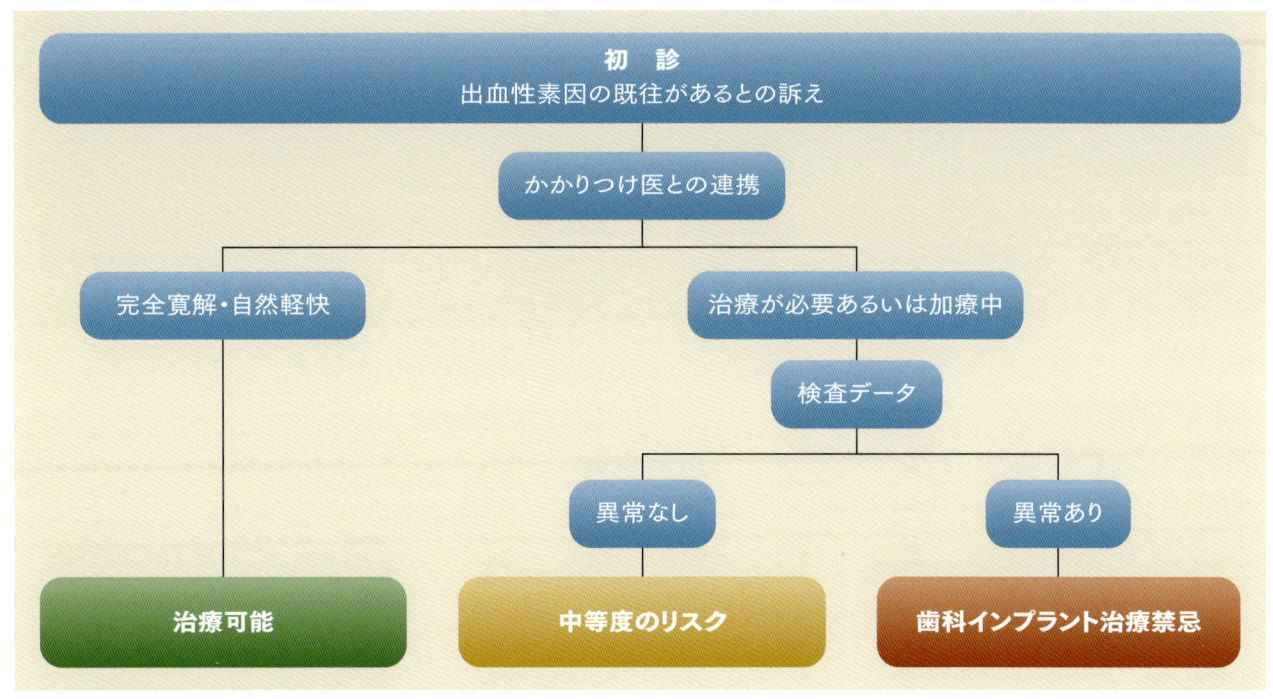

図3　初診時の出血性素因患者へのリスク度チェックのフローチャート．

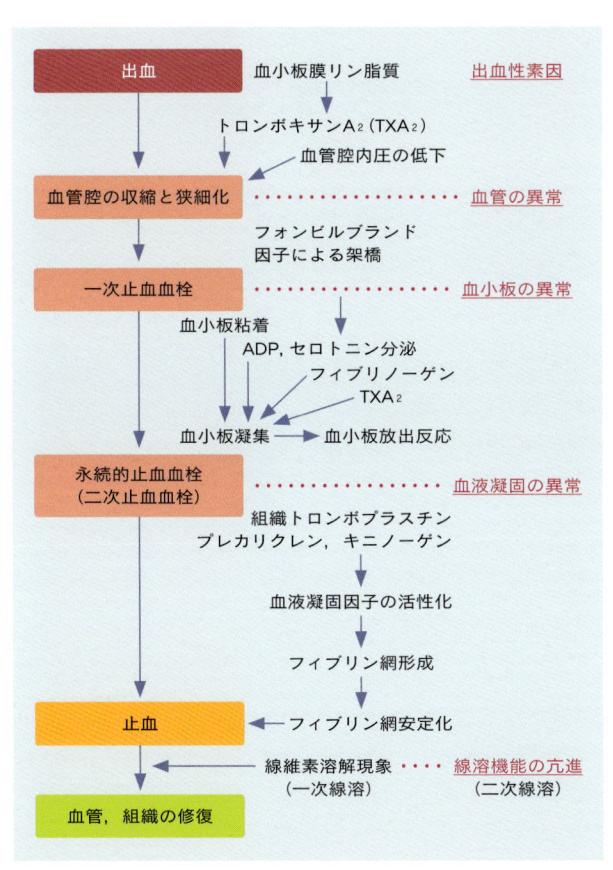

図4　止血機序と出血性素因．

表1　出血性素因患者の臨床症状

皮膚	点状出血：5mm 以下の紫斑
	紫斑：5〜10mm の紫斑
	斑状出血：10mm 以上の紫斑
口腔粘膜	点状出血あるいは血腫
歯肉	点状出血あるいは出血
呼吸器系	鼻出血，肺出血
消化器系	下血，吐血
泌尿器系	血尿
生殖器系	月経過多
運動器系	関節内出血，筋肉内出血
神経系	慢性硬膜下血腫，脳出血

を行う必要がある．

また，頻回の血液製剤輸注により，C型肝炎や後天性免疫不全症候群（AIDS）などの感染症もみられるため，それらに対するチェックも必要である．

表2 止血機能検査と基準値

項　目	基　準　値
1．血小板系	
血小板数（Plt）	13.0〜36.9×10⁴/μl
出血時間（BT）：Duke法	5分以内
毛細血管抵抗試験：Rumpel-Leede法	9個以内（点状出血個数）
フォンビルブランド因子活性：vWF因子	70〜150％
2．凝固系	
プロトロンビン時間（PT）	10.5〜13.5秒
PT-INR	0.85〜1.15
活性化部分トロンボプラスチン時間（APTT）	25.5〜36.5秒
トロンボテスト（TT）	70〜130％
第Ⅷ因子活性	70〜150％
vWF活性	70〜150％
3．線溶系	
フィブリン体分解産物（FDP）系	5.0μg/ml以下
FDP-Dダイマー	150ng/ml以下
α2-プラスミン・インヒビター（α2-PL）	80〜120％

表3 出血傾向の診断

血小板数	BT	APTT	PT	考えられる疾患
減少	延長	正常	正常	血小板減少症，ITP，薬物など
正常または増加	延長	正常	正常	血小板機能異常，血小板無力症，薬物
正常	延長	延長	正常	フォンビルブランド病
正常	正常	延長	正常	内因系凝固異常，血友病A，血友病B
正常	正常	延長	延長	内因・外因系共通凝固因子異常，肝疾患，ビタミンK欠乏症
正常	正常	正常	延長	外因系凝固因子異常
正常	正常	正常	正常	血管系異常，オスラー病，壊血病
減少	延長	延長	延長	血小板・凝固異常，DIC

3 歯科インプラント治療に与える影響と対応

1）歯科インプラント治療は可能か

　歯科インプラント治療は，観血的処置が含まれた治療となるため，出血傾向および凝固異常が認められている場合は，治療は避けるべきである．出血性素因に対する治療が効を奏し，完全寛解している場合やアレルギー性紫斑病のように自然軽快している場合には，治療は可能と考えられるが，通常の歯科処置においても止血状態が悪く成分輸血や第Ⅷ因子や第Ⅸ因子濃縮製剤の補充療法が必要である場合は，高リスク群と考え，治療は避けるべきと考える．

また，治療に副腎皮質ステロイドの長期投与が行われる場合もあり，顎骨への影響が考えられるため，その場合も歯科インプラント治療は避けるべきであると考える．

2）歯科インプラント治療に対するリスク度

歯科インプラント治療は，出血性素因が認められ，なおかつ止血機能検査結果より出血傾向あるいは凝固機能異常が現状で認められている患者には，非常にリスク度が高いと考えられる．

3）リスク度が高いケースとその対応

通常の歯科処置であっても出血が認められると長時間にわたる圧迫止血が必要であり，止血困難な場合や抜歯等の観血的処置を行う場合には，入院下で全身管理を行いながら，場合によっては凝固因子濃縮製剤の治療前後での投与が必要な場合もある．そのため，出血性素因の既往があり，検査結果から止血機能が異常と診断された症例に対し歯科インプラント治療を行う場合には，少なくとも入院施設があり，凝固因子濃縮製剤の投与やその他の止血処置が可能な施設で行うべきである．

4 文献にみる歯科インプラント治療へのリスク

出血性素因患者に対して歯科インプラント治療を行った論文は，ケースレポートでもほとんどみられないため，そのリスクについて検討を加えている論文も現状では認められない．ただし，総論のなかでは，出血性病変として白血病と同じように，絶対的禁忌症としてとらえるべきであるとする論文[1-3]もみられる．いずれにしても治療自体により直接生命に危害が及ぶ可能性があるため，リスク度が高く，完全寛解し治癒したと診断されていない限りは積極的に行うべきではないと考える．

5 かかりつけ医との連携のとり方

かかりつけ医との連携では，まず出血性素因の疾患名とその状態を対診する必要がある．検査結果もできればコピー等で確認し，治療の可否を判断する際の材料としなければならない．また，状態が安定している場合であっても，局所麻酔下で外来での観血的処置が可能かどうかを相談しておかなければならない．また，治療中であれば，その状態，投薬内容，患者の予後についても把握しておかなければならない．積極的な治療を行っていなくても，血小板数が $3 \times 10^4/\mu l$ 以下になった場合などは自然出血がみられるため，圧迫止血を10分以上行っても止血困難な場合には，かかりつけ医に連絡し血小板輸血，γグロブリン大量療法，メチルプレドニゾロン・パルス療法などを行ってもらう必要がある．その他の出血性素因においても，歯科医院では対処が困難な場合が多い．このような場合に備えて，日頃から患者の状態確認もあわせてかかりつけ医との綿密な連携が必要である．転化の可能性，予後について詳細に情報を得ておく必要もある．もし観血的処置が可能な状態であれば，その注意事項や易感染性への対処についてアドバイスを得ておく．寛解期であっても再燃する可能性もあるため，口腔内での変化（出血や白血病腫瘤）が疑われた場合には，すぐに連絡し対処できるように日頃からの連携が重要である．

6　投薬内容の見方と対応

　投薬内容については各疾患とその状態により変わるが，静脈投与による場合が多い．ITPやアレルギー性紫斑病では，副腎皮質ホルモンの経口投与が主とした治療法である．そのため，投与が長期にわたる場合には，顎骨に対する影響を放射線学的に検索しておかなければならない．そして，免疫抑制による感染症の併発がこの疾患の死因ともいわれているため，処置時の感染予防が重要である．

　その他の疾患でも経口投与による治療が行われている場合があるが，かかりつけ医との連携により，その薬剤の副作用および併用注意についても把握しておく必要がある．

参考文献

1. Debby H, Hom-Lay W. Medical contraindications to implant therapy: Part I: absolute contraindications. Implant Dentistry 2006；15（4）：353-360.
2. Scully C, Hobkirk J, Dios PD. Dental endosseous implants in the medically compromised patient. J. Oral Rehabilitation 2007；34(8)：590-599.
3. Gornitsky M, Hammouda W, Rosen H. Rehabilitation of a hemophiliac with implants: a medical perspective and case report. J.Oral Maxillofac Surg 2005；63：592-597.
4. 井田和徳, 堂前尚親, 西田次郎 編. 歯科のための内科学 改訂第3版. 東京：南江堂, 2010.

腎・泌尿器疾患

Chapter 8

Chapter 8 腎・泌尿器疾患

1 腎不全と歯科インプラント治療

永原國央　田邊俊一郎
朝日大学歯学部口腔病態医療学講座インプラント学分野

1 どのような病気か

腎臓機能低下(障害)のため，体内の老廃物の排出および体液量のコントロールができなくなっている状態である．急性腎不全と慢性腎不全とがある．

①急性腎不全

通常数日以内に発症し数週間継続する腎機能障害で，透析療法などの適切な治療で腎機能が回復する．症状として，乏尿，浮腫，高血圧，肺水腫，心膜炎などが出現し，食欲不振，悪心，嘔吐，下痢等の消化器系症状，全身倦怠感，痙攣，意識障害，貧血，出血傾向，易感染性がみられる．これらの症状は重篤であり，一般的には症状の出ている期間に歯科医院の受診はないと考えられる．しかし，急性腎不全の既往があると聴取した際には，ペニシリン系抗菌薬，非ステロイド性消炎鎮痛薬等の投与に関しては，注意を要するため，かかりつけ医との連携をとる．

②慢性腎不全

数年以上の経過で徐々に腎不全が進行したもので，原因として慢性糸球体腎炎，腎硬化症，多発性嚢胞腎，慢性腎盂腎炎，糖尿病がある．治療法としては腎不全悪化因子(高血圧，糖尿病，尿路通過障害，感染，腎毒性物質(NSAIDsなど，38頁参照)，高蛋白食，妊娠，脂質異常症，喫煙，肥満など)の排除か，さらに腎移植を受けるか，腎透析を受けるかである．しかし，腎移植は十分に行える体制でないことから，現状では多くの患者が腎透析を受けている．

なお，腎透析による問題点には，循環器合併症，易感染性，腎性骨異栄養症，腎性貧血，透析アミロイドーシス，骨塩量の低下がある．

2 腎不全のリスクと初診時にチェックすること

初診時に腎不全の既往あるいは加療中であると聴取した場合は，現段階での状況の把握を行う(図1)．治療は終了し，完治状態で検査データに異常がなければまったくリスクがないと考える．透析はしていないものの，加療中であるということであれば，検査データをチェックし，異常があった場合はかかりつけ医との連携により，現状の把握(症状と治療内容)を行う．透析中の場合には，透析スケジュールを把握すると同時に，かかりつけ医との連携をとっておく．

3 歯科インプラント治療に与える影響と対応

1) 歯科インプラント治療は可能か

まずは，腎機能検査が正常値であるかがポイントで，それをクリアすれば，貧血の有無，糖尿病の有無，循環器疾患の有無をチェックし，口腔内の異常

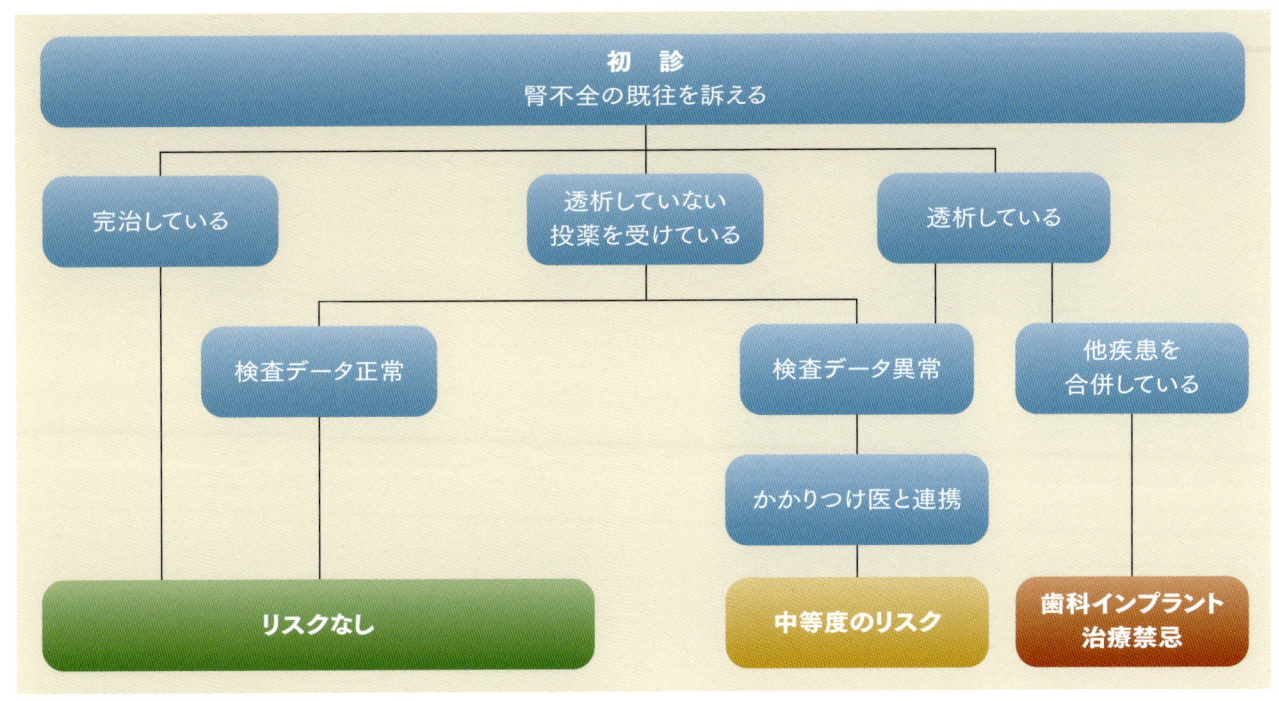

図1 初診時の腎不全患者へのリスク度チェックのフローチャート.

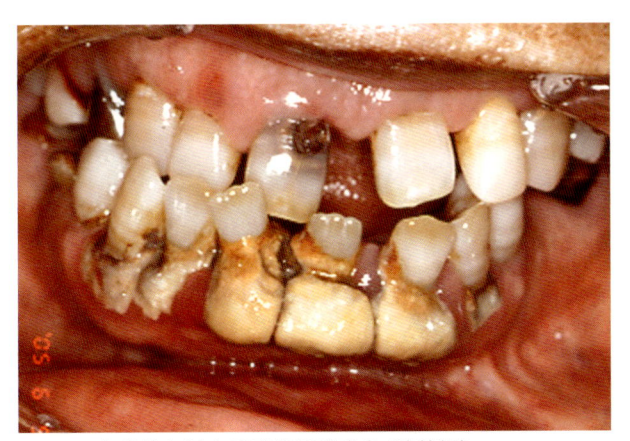

図2a 多発性う蝕と重度歯周疾患(口腔乾燥).

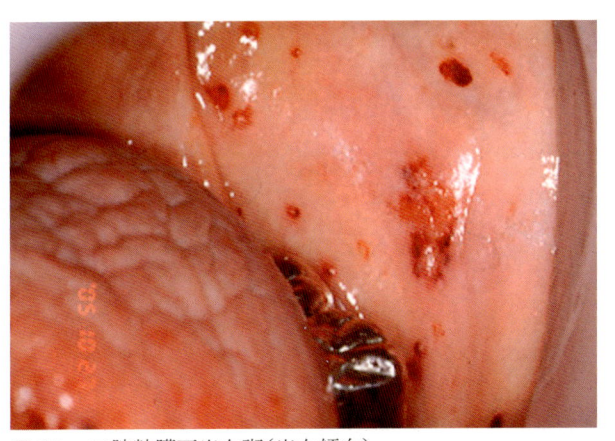

図2b 口腔粘膜下出血斑(出血傾向).

（図2a-c）として舌アミロイドーシス，口腔乾燥症，重度歯周疾患，多発性う蝕症，味覚障害，舌乳頭の萎縮，溝状舌等の有無を確認する．さらに，骨粗鬆症の検査をクリアすれば，問題なく歯科インプラント治療が行える．

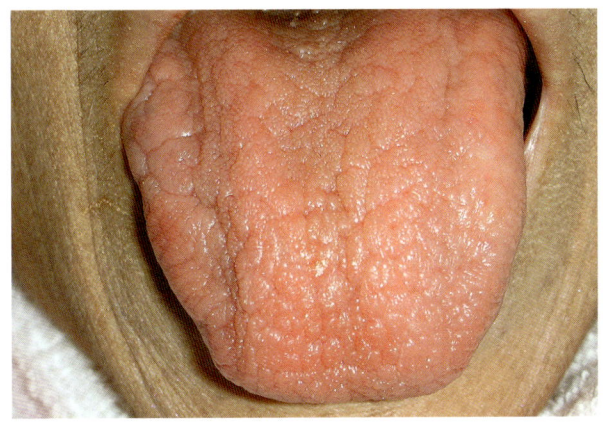

図2c 溝状舌.

2）歯科インプラント治療に対するリスク度

　検査データおよび他疾患，口腔内症状がなければリスクは"中等度"と考える．それは，長期経過において腎不全の悪化にともなう全身状態の変化により早期に歯科インプラント治療部に炎症および骨吸

表1　腎機能検査とその異常値

検査項目	異常値
尿比重	1.022以上
尿蛋白	陽性
クレアチニン	1.3mg/dl 以上
尿素窒素（BUN）	20mg/dl 以上
血清蛋白	6.8g/dl 以下

収が起こり，脱落する可能性が高いからである．また，インプラント体により補綴したことで顎骨への感染の危険性もあるため，そのリスクを患者に十分説明し理解させる必要性がある．

もし，検査データが異常であったり（表1），その他の合併症が存在したりすれば歯科インプラント治療は禁忌となる．

3）リスク度が高いケースとその対応

検査データが正常であれば，患者には長期予後の説明として「長期経過において腎不全の悪化にともなう全身状態の変化により早期に歯科インプラント治療部に炎症および骨吸収が起こり，脱落する可能性が高い」という内容の話をする．これを含め，歯科インプラント治療に対する患者とのインフォームドコンセントを確立し，治療を行う．また，すべての治療は透析日には行わない．外科的処置の際には止血を行えるような処置，すなわち，閉鎖創（一次治癒）を基本として行う．術後の投薬に関しては，かかりつけ医との相談にて決定し，術後の感染には十分注意する．また，全身的な止血剤の使用等は避け，局所処置により止血を行うようにする．

4）リスク度が高いケースでの注意事項

検査データが異常であったり，糖尿病などの合併症をともなうものに関してはリスクが高いため，禁忌症となる．どうしても歯科インプラント治療の必要性がある場合には，専門医に委ねる．

4　文献にみる歯科インプラント治療へのリスク

Dijakiewicz Mら[1]の報告では健常者との間に予後において大きな差は見出せなかったとされている．

5　かかりつけ医との連携のとり方

透析方法，透析日程，合併症の有無，服用薬等について対診する．また，歯科インプラント治療にともなう手術，その後の感染予防等への投薬内容を十分に相談する．

6　投薬内容の見方と対応

降圧薬，高脂血症薬，高尿酸血症薬，造血薬，糖尿病治療薬，骨粗鬆症治療薬，抗潰瘍薬，抗血小板薬，抗凝固薬，高カリウム血症改善薬などの処方がされている可能性があるため，十分にチェックする．

参考文献
1. Dijakiewicz M, Wojtowicz A, Dijakiewicz J, Szycik V, Rutkowski P, Rutkowski B. Is implanto-prosthodontic treatment available for haemodialysis patients ?. Nephrol Dial Transplant 2007；22(9)：2722-2724.
2. 井田和徳，堂前尚親，西田次郎 編集．歯科のための内科学 改訂第3版．東京：南江堂，2010：297-319.

Chapter 9
アレルギー疾患

Chapter 9 アレルギー疾患

1 アトピー性皮膚炎と歯科インプラント治療

矢島安朝
東京歯科大学口腔インプラント学講座

1 どのような病気か

アトピーとはアレルギーを起こしやすい体質のことを指す．日本皮膚科学会によれば，「アトピー性皮膚炎とは，増悪，寛解を繰り返すかゆみのある湿疹を主病変とする疾患であり，患者の多くはアトピー素因をもつ」とされている．アトピー素因とは，家族歴と既往歴に気管支喘息，アレルギー性鼻炎，結膜炎，アトピー性皮膚炎のいずれかがあるか，または，IgE抗体の陽性，血清総IgE抗体の高値により証明される．つまり，アトピー性皮膚炎とは，「アレルギー体質の人に生じた慢性のかゆい湿疹」のことである．また，アトピー性皮膚炎の患者は，皮膚のバリア機能が低下(図1)しているため，乾燥しやすく，そこから細菌や抗原が入り込みやすくなり，より症状を悪化させることになる．

もっとも大切な臨床症状はかゆみ(掻痒)である．かゆみは発作性で激烈に発現し，かゆみによる掻破のために，皮疹はさらに悪化し，かゆみが増して，また掻破するという悪循環を繰り返すことが多い．

皮疹は湿疹病変で，急性の病変としては，紅斑，丘疹あるいは漿液性丘疹(じくじくしたぶつぶつ)ができ，痂皮を形成する．慢性の病変としては，皮膚は厚く硬くなり，硬いしこりとなって(痒疹)ができることが多い．皮疹は左右対称に形成され，前額部，眼瞼，口腔周囲，全身の関節周囲，背中や腹部にできやすい．乳児期には頭や顔から始まり体幹や四肢に拡大するが，思春期や成人期では，上半身(顔，首，胸，背中)に皮疹が強く現れる傾向が高い．症状の程度により，アトピー性皮膚炎の重症度が決められている(表1)．臨床検査値では，血中IgE値の上昇や好酸球増多が患者の約80％に認められる．

合併症としては，白内障，網膜剥離などの眼合併症の発現をみることがある．原因は明確ではないが，顔面の皮疹の重症例では，掻破にともなって眼球が機械的に圧迫されるために発現しやすいのではないかと予測されている．これらの合併症が発現しているときは，こちらの治療を優先し歯科インプラント

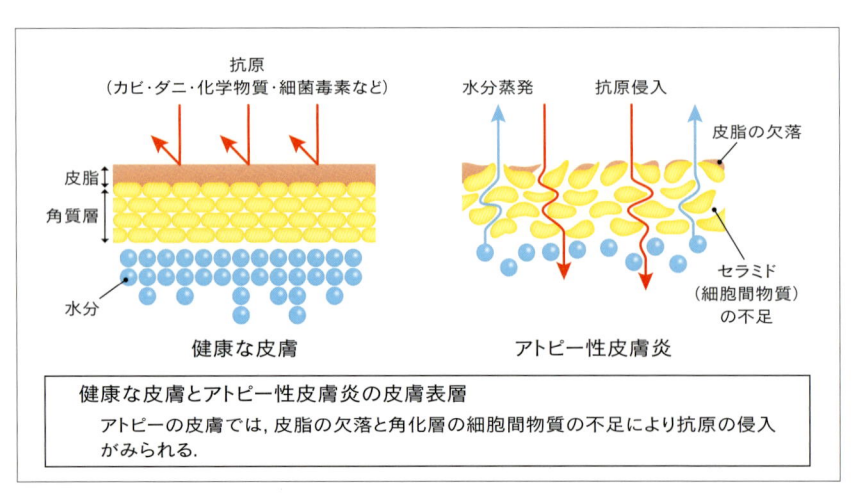

図1 皮膚のバリア機能(文献1より引用改変)．

健康な皮膚とアトピー性皮膚炎の皮膚表層
アトピーの皮膚では，皮脂の欠落と角化層の細胞間物質の不足により抗原の侵入がみられる．

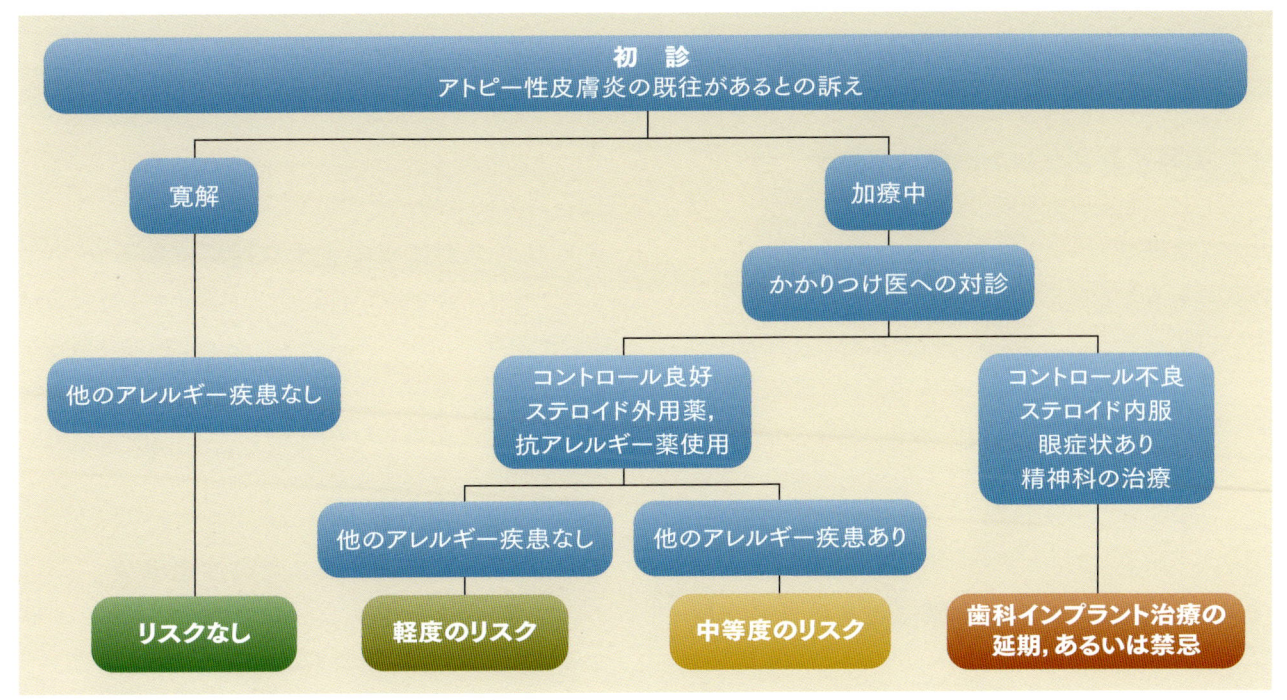

図2 初診時のアトピー性皮膚炎患者のリスク度チェックのフローチャート．

治療は延期する．
　アトピー性皮膚炎の成人の重症例においては，人間関係，多忙，進路葛藤，自立不安などの心理・社会的ストレスが関与し，搔破行動が生じ，みずから皮疹の悪化をもたらしている場合も少なくない．このような場合は精神科医を含めた治療が行われている．

表1　アトピー性皮膚炎の重症度のめやす（文献2より引用改変）

軽　症	面積にかかわらず，軽症の皮疹がみられる．
中等症	強い炎症をともなう皮疹が体表面積の10％未満にみられる．
重　症	強い炎症をともなう皮疹が体表面積の10％以上，30％未満にみられる．
最重症	強い炎症をともなう皮疹が体表面積の30％以上にみられる．

＊軽症の皮疹：軽度紅斑，乾燥，落屑主体の病変
＊＊強い炎症をともなう皮疹：紅斑，丘疹，ビラン，浸潤，苔癬化などをともなう病変

2　アトピー性皮膚炎のリスクと初診時にチェックすること

　アトピー素因をもった患者は，喘息など他のアレルギー疾患を合併しやすいことから，アレルギーに関して詳細な情報収集が必要である（図2）．患者の既往歴はもとより，家族歴として気管支喘息，アレルギー性鼻炎，アトピー性皮膚炎等のアレルギー疾患の有無を確認する．

3　歯科インプラント治療に与える影響と対応

1）歯科インプラント治療は可能か

アトピー性皮膚炎患者のほとんどは，歯科インプラント治療のリスクとはならない．しかし，アトピー体質であることは，アレルギーを起こしやすいため，薬物アレルギーや金属アレルギーに対して注意が必要である．疑わしい所見がある場合は，薬物アレルギーに対して皮膚テストの実施や，金属アレルギーに対してパッチテスト，DLSTの実施が考慮されるべきである．

2）歯科インプラント治療に対するリスク度

リスク度は軽度から歯科インプラント治療禁忌までに分けられる．

3）リスク別にどのような対応になるか

ステロイドの内服が行われているようでは，当然，重症度が高いため歯科インプラント手術は延期となる．アトピー素因のある人は，薬物アレルギーを発症する可能性があるため，歯科インプラント治療時の投薬には十分な注意が必要となる．

4）リスクが高いケースでの注意事項

白内障等の合併症が認められれば，これらの治療を優先し，歯科インプラント治療は禁忌とする．

4　文献にみる歯科インプラント治療へのリスク

アトピー性皮膚炎と歯科インプラント治療の関係について報告した論文はみられない．

5　かかりつけ医との連携のとり方

かかりつけ医から得る情報は，現在のアトピー性皮膚炎の程度と今までの経過，現在の重症度，使用薬剤，合併症の有無，その他のアレルギー疾患の有無，精神的ストレスの診断などである．とくに，精神科医がかかわっているようであれば，歯科インプラント手術が大きな精神的ストレスとなる可能性があるため，精神科医の意見は尊重すべきである．

アトピー性皮膚炎の抗原を調べる検査として皮膚テストが行わる．「スクラッチテスト」は皮膚に抗原として疑わしい物質を滴下し，針先で軽く皮膚を掻いて変化を確認するもので，発赤や湿疹の発現によりその物質を抗原と考える．「パッチテスト」は，抗原を皮膚に貼り48時間および72時間後，皮膚の発赤で判定する．血液検査では好酸球数とIgE値の上昇をみる．これらの検査が行われている症例では，アトピー性皮膚炎の原因となっている特定されたアレルゲンを知ることができる．

6 投薬内容の見方

　ステロイド外用薬の副作用については，さまざまな誤った情報から多くの患者に誤解されており，これが症状の悪化やコントロール不良例を生ずることにつながっている．ステロイド外用薬により副腎機能抑制が生じうる1日外用量は，単純塗布で20g以上が必要であると報告されており，これは日常継続的に使用する量をはるかに越えた数値である．したがって，ステロイド外用薬を適切に使用すれば，副腎不全，糖尿病，満月様顔貌などの内服薬でみられる全身的副作用は起こりえない．

参考文献
1. 山近重生, 中川達哉, 中川洋一. 有病者の対応チェアサイドSOSブック. 東京：クインテセンス出版, 2010.
2. 日本皮膚科学会アトピー性皮膚炎診療ガイドライン作成委員会. アトピー性皮膚炎診療ガイドライン. 日皮会誌 2009；119：1515-1534.

Chapter 9 アレルギー疾患
2 金属アレルギーと歯科インプラント治療

永原國央　山田尚子
朝日大学歯学部口腔病態医療学講座インプラント学分野

1 どのような病気か

　ある金属（金属イオン）に接触するか体内に取り込まれることでアレルギー反応（過敏な炎症反応）が起こり，種々の症状が発症する．口腔内の症状としては，口内炎，舌炎，アレルギー性義歯性口内炎，扁平苔癬（図1）等，口唇部には，口唇炎，口囲皮膚炎，肉芽腫性口唇炎，全身的には掌蹠膿疱症，異汗性湿疹，貨幣状湿疹，皮膚扁平苔癬等が発症する．

　検査方法としてもっとも頻用されているのがパッチテストである．現在市販されているパッチテストキット（図2）があるが，このキットの中には $TiCl_4$，TiO_2 は含まれていない．しかし，その他の金属に対するアレルギー検査を行うことで，金属アレル

図1　扁平苔癬．

ギーがあるかないかの診断が可能であることから，チタンに対するアレルギーの危険性を推測する．

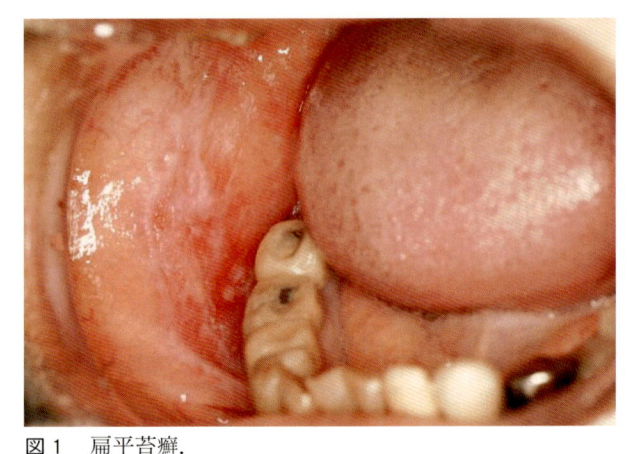

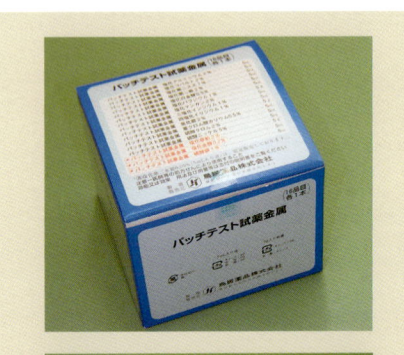

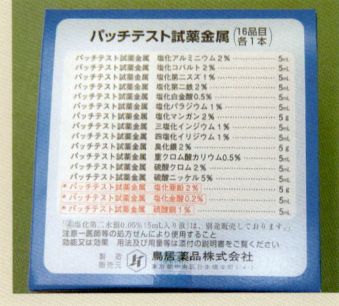

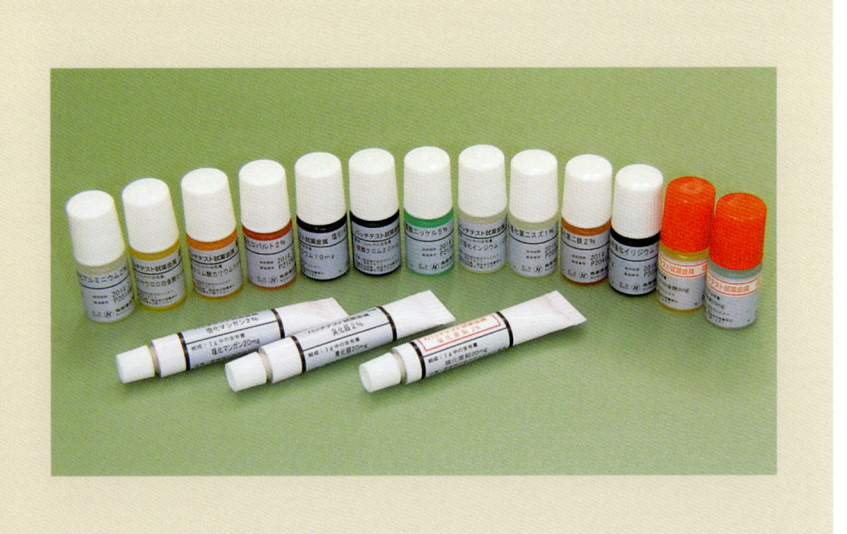

図2　パッチテストキット（鳥居薬品社製）．

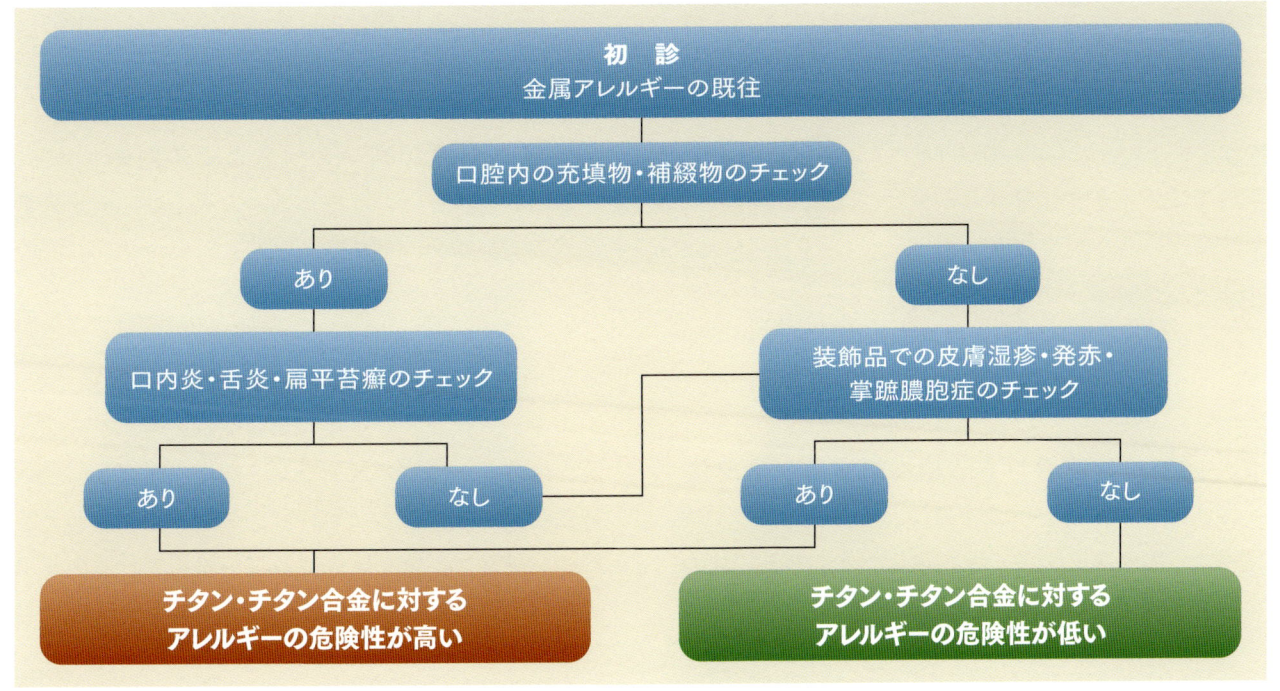

図3 初診時の金属アレルギー患者へのリスク度チェックのフローチャート．

2　金属アレルギーのリスクと初診時にチェックすること

　金属アレルギーの既往歴に関しては，ネックレス，指輪，イヤリング，ピアスなどでの異常がなかったかを聴取する．また，口腔内の充填物（アマルガム，クラウン，ブリッジ，義歯のクラスプなど）がないかをチェックする（図3）．これらすべてにおいて問題がない場合，すなわち，装飾品での異常（アレルギー）がなく口腔内に充填物，補綴物などがあるが異常がない場合は，まったく問題ないと考える．
　しかし，装飾品での異常があり，口腔内には充填物，補綴物がまったくない場合は，チタンに対してアレルギーを起こす可能性があるため，金属アレルギーのチェックのためのパッチテストを行わなくてはいけない．

3　歯科インプラント治療に与える影響と対応

1）歯科インプラント治療は可能か

　歯科インプラントに使用している金属は，チタンあるいはチタン合金で非常にアレルギー反応を起こしにくい金属であるが，金属アレルギーの既往のある患者では，チタン，チタン合金に対するアレルギー反応のリスクが高いと考えなくてはいけない．また，術前のパッチテスト等でチタン（$TiCl_4$，TiO_2）に対して陽性反応が確認された場合は，歯科インプラント治療禁忌と考えなくてはいけない．
　また，金属アレルギー等の確認ができずに一次手術を行い，2〜3日後（遅いケースでは数年後になる）に掌蹠膿疱症あるいはその他の部位に湿疹が発

症したり，口腔粘膜に扁平苔癬が発症した場合には，パッチテストを行い確認するか，リンパ球刺激試験（末梢血から採取したリンパ球にアレルゲンとなる物質を作用させ3H‐チミジンの取り込みを計測する）を行い，陽性であることが確認された場合は，速やかにインプラント体の抜去を行う．

現在，金属アレルギー患者用にセラミック（ジルコニア）インプラントシステムが発売されているので，このようなものを応用することも考える．

2）歯科インプラント治療に対するリスク度

金属アレルギーの既往を確認した場合は，"中等度以上"のリスクがあると認識すべきである．また，あらかじめチタン，チタン合金に対してのアレルギーが確認された場合は，チタン，チタン合金の治療は禁忌である．

3）リスク度が高いケースとその対応

金属アレルギーの既往があった場合は，パッチテストあるいはリンパ球刺激試験を行い，チタン，チタン合金に対するアレルギーを確認する．

4）リスク度が高いケースでの注意事項

チタン，チタン合金に対するアレルギーが確認された場合は，歯科インプラント治療を断念し，他の補綴治療を選択する．しかし，最近はジルコニア製のインプラント体が販売されているので，その使用を検討するのも重要である．

4　文献にみる歯科インプラント治療へのリスク

Basko-Plluska JLら[1]が2011年に発表した「チタンに対する過敏反応が歯科インプラント治療を受けた患者にアレルギー反応を起こすか？」という総説論文において，パッチテスト，リンパ球刺激試験，リンパ球幼弱化試験等を行い，チタンに対するアレルギー検査を行う必要性はあるものの，その検査にすべて陰性であっても歯科インプラント治療後にチタンによるアレルギー反応が出現することがあるとしている．

知っておこう！　チタン表面を覆う酸化チタン被膜（不導体膜）

金属によるアレルギー反応は，その金属から溶出した金属イオンが原因となる．チタンあるいはチタン合金が生体に対する親和性がよい金属とされているのは，生体内でイオンの溶出がないからである．それはチタン，チタン合金表面に形成されるTiO_2，チタン合金の場合はTiO_2とAl_2O_3が不動態被膜として存在するためである．この不動態被膜が空気中あるいは生体内で迅速に形成され，イオンの溶出を防いでいる．

しかし，この不導体被膜はマクロファージが分泌する活性酸素により破壊されてしまう．すなわち，炎症創ではチタンからのイオン溶出が起こりやすくなっているということである．また，フッ化物を含有する歯磨剤によっても不動態被膜は破壊されることが知られている．

5 かかりつけ医との連携のとり方

　金属アレルギーで皮膚科に受診した既往があることが考えられる．その受診時の症状（発疹の発症部位，発症状況など）をチェックし，金属アレルギーであることを確認し，その発症原因の金属が特定できる場合は，それもチェックする．

　もし歯科用金属による金属アレルギー（掌蹠膿疱症など）を発症し，口腔内からすべての充填物，歯冠修復物等を撤去した既往がある場合は，かなり重症であり，チタン，チタン合金を用いた歯科インプラント治療は禁忌であると考える．

6 投薬内容の見方と対応

　金属アレルギーを含めアレルギー疾患では，抗ヒスタミン薬，副腎皮質ステロイド，免疫抑制薬等の内服薬，外用薬が使用されている（表1）．とくに注意を要するのは内服薬であり，長期に投与されている場合，副作用が発症する．

表1　金属アレルギー治療で使用される薬剤とその副作用

薬　剤	長期投与による副作用
抗ヒスタミン薬	鎮静，睡眠作用，集中力・注意力の障害など
副腎皮質ステロイド薬	易感染性，創傷治癒の遅延，カルシウム代謝異常，糖代謝異常，脂肪蓄積，電解質代謝異常，副腎皮質萎縮，胃酸分泌亢進，消化性潰瘍の増悪など
免疫抑制薬	消火器症状，粘膜炎，骨髄抑制，肝障害，腎障害，易感染性，心毒性，歯肉肥厚など

参考文献

1. Basko-Plluska JL, Thyssen JP, Schalock PC. Cutaneous and systemic hypersensitivity reactions to metallic implants. Dermatitis 2011；22（2）：65-79.
2. 井田和徳,堂前尚親,西田次郎編集.歯科のための内科学 改訂第3版.東京：南江堂，2010：321-337.

Chapter 9 アレルギー疾患
3 薬物アレルギーと歯科インプラント治療

矢島安朝
東京歯科大学口腔インプラント学講座

1 どのような病気か

　薬物による有害反応のうち，体内に入った薬物またはその代謝産物を抗原とし，特異的抗体または感作リンパ球によって引き起こされた反応を薬物アレルギーという．しかし，臨床的には通常量で予測不可能な症状が出た場合，つまり免疫機構が関与していない症例でも，薬物アレルギーとよばれているのが現状である．

　薬物の多くは低分子であり，生体内のタンパクと結合してハプテン（hapten）となって抗原性を獲得する．疫学的な薬物アレルギーの発症頻度は，3～7％と考えられている[1]．また，本疾患は小児と高齢者では少なく，また軽症である．さらに，全身性エリテマトーデスや関節リウマチなどの自己免疫疾患患者やアトピー素因を有する人に生じやすいとされている．薬物アレルギーの原因薬としては，抗菌薬，消炎鎮痛薬，エックス線造影剤が多いといわれている[2]（表1）．

　臨床症状としては，その80％以上が薬疹である．発疹，多形紅斑，じん麻疹などの形で現れることが多い．臓器障害としては，血液障害（白血球減少，血小板減少，溶血性貧血など），肝障害，腎障害などが挙げられる．全身症状としては，アナフィラキシー，発熱（薬熱）などである．

　重篤な薬物アレルギーとして問題となるのは，スティーブンス・ジョンソン症候群とアナフィラキシーである．スティーブンス・ジョンソン症候群とは，薬剤（抗菌薬，消炎解熱鎮痛薬，抗てんかん薬，市販の感冒薬など）が原因となって，高熱をともない，発疹，水泡などの激しい症状が短期間のうちに全身の皮膚，口，目に発現する重篤な薬物過敏症であり，失明や死に至ることもある．発生頻度は，人口100万人あたり年間1～6人と報告されている[3]．

　発現時期は，原因薬剤の投与後，2週間以内に発症することが多いが，数日以内あるいは1か月以

表1　薬物アレルギーの薬剤別・症候別報告順位（文献2より引用改変）

順位	皮膚症状（556）	血液障害（198）	肝障害（195）	腎障害（56）	ショック（142）
1	抗菌薬	抗菌薬	中枢神経系用薬（解熱薬，抗てんかん薬）	中枢神経系用薬（解熱鎮痛消炎薬）	抗菌薬
2	中枢神経系用薬（解熱鎮痛消炎薬）	中枢神経系用薬（解熱鎮痛消炎薬）	抗菌薬	抗菌薬	診断用薬（エックス線造影剤）
3	循環器官用薬	消化性潰瘍薬	循環器官用薬（血管拡張薬）	化学療法薬	中枢神経系用薬（解熱鎮痛消炎薬）
4	診断用薬（エックス線造影剤）	循環器官用薬	化学療法薬	鎮咳去痰薬	化学療法薬
5	化学療法薬	抗悪性腫瘍薬	その他の代謝性医薬品	アレルギー薬	その他の代謝性医薬品

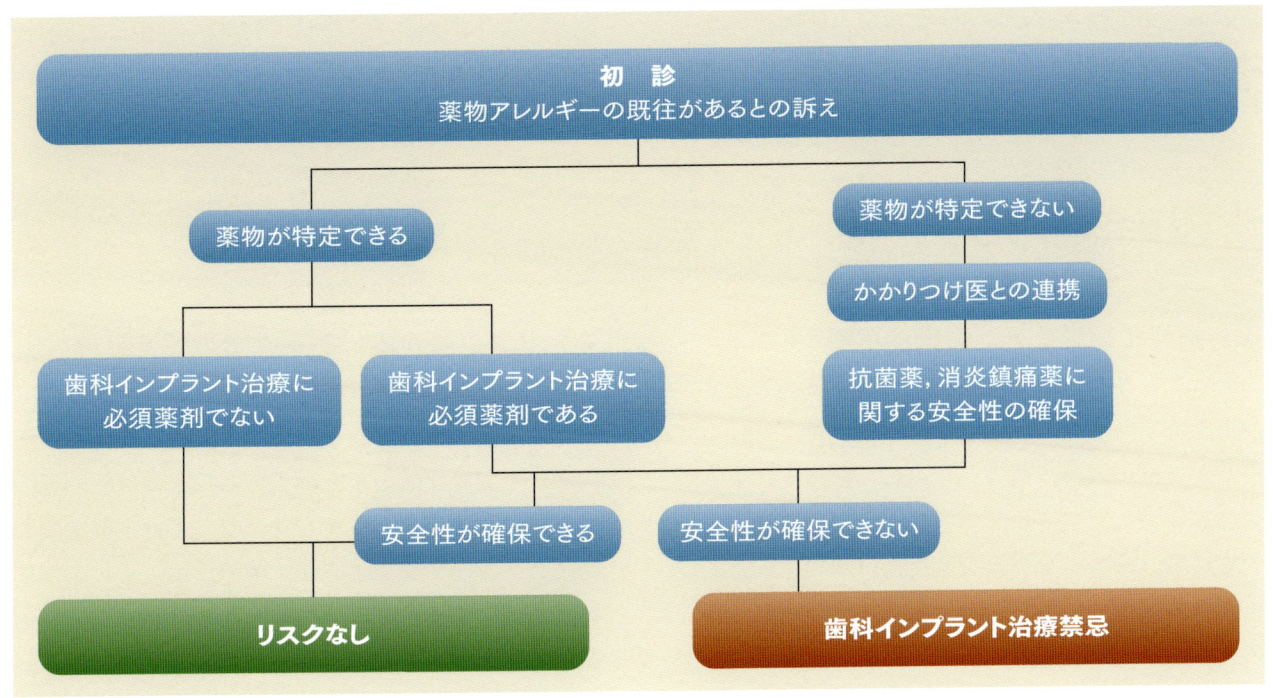

図1　初診時の薬物アレルギー患者のリスク度チェックのフローチャート．

上のこともある．リスク因子としては，過去に薬剤投与により，皮疹や呼吸器症状，肝機能障害などを認めた患者で，その患者に対しては注意を要する．発熱（38.0℃以上），粘膜症状（結膜充血，口唇ビラン，咽頭痛，陰部ビラン，排尿排便時痛），多発する紅斑をともなう皮疹の3つが主要徴候である．全身の発疹が増えるにつれて，眼の炎症も高度となり，偽膜形成，角膜・結膜の上皮障害をともなうようになる．とくに重篤な後遺症を残しやすい眼病変の管理を適切にすることが重要である．治療としては，被疑薬の服用中止，厳重な眼科的管理，皮疹部および口唇，外陰部粘膜の局所処置，補液，栄養管理，感染防止が大切である．治療には，ステロイドの全身投与，高用量ヒト免疫グロブリン静注療法，血漿交換療法，急性期の眼病変の管理である．

アナフィラキシーは，IgE が関与する Ⅰ 型アレルギー反応によって発症する．マスト細胞から遊離されるさまざまな化学伝達物質が臓器障害の原因となる．病因としては，さまざまな薬物や昆虫毒，抗血清などの異種タンパクを非経口で取り込んだときに生じやすい．ただし，原因物質に強く感作されているときには経口摂取でも生じうる．臨床症状としては，抗原侵入後，短時間（多くは数分以内に発症するが，1時間以上経過して発症する場合あり）で発症する．初期症状としては，口唇や四肢末梢のしびれ感や冷感，くしゃみ，鼻水，心悸亢進，胸部苦悶，咳，悪心，嘔吐，腹痛，下痢などの複数の症状を認める．また，全身の紅潮，じん麻疹，嗄声や喘鳴などの身体所見もみられる．重篤化すると血圧低下，呼吸困難，意識消失をきたし，急性循環不全に至るアナフィラキシーショックを発症する．一般にアトピー体質の人がアナフィラキシーを生じやすいとの報告もある．

2　薬物アレルギーのリスクと初診時にチェックすること

薬物アレルギーの診断や原因薬特定のためにもっとも重要なことは，ていねいな問診に基づく正確な病歴聴取である（図1）．薬物投与開始後，どのような時間経過で症状が出現したかを聞き出す必要があ

る．多くの薬物アレルギーの症状は，原因薬の除去により早期に消退する．薬物熱は中止後48～72時間以内に解熱する．しかし，症状が消失した後も，再投与によりアレルギー症状は容易に再燃する．再投与での症状再燃はきわめて短時間にかつ少量投与によっても起こりうる．

3 歯科インプラント治療に与える影響と対応

1）歯科インプラント治療は可能か

　薬物アレルギーの既往があっても，歯科インプラント治療のリスクとはならない．しかし，一般にアトピー体質の人は，薬物アレルギーを起こしやすく，アナフィラキシーも生じやすいといわれている．したがって，歯科インプラント手術に際し，薬物アレルギーの既往をもった患者は，その他の薬剤に対しても十分な注意が必要である．また，投薬に際しては，患者に薬物の必要性と副作用を説明し，何らかの異常が発生したら，ただちに受診することを指示しておく．

2）歯科インプラント治療に対するリスク度

　リスク度としては，歯科インプラント治療に必須の薬物である場合は禁忌となる．しかし，必須の薬物ではないもの，あるいは，アレルギーを示さない薬物の使用が可能な場合は，リスクがないと考える．

3）リスク別にどのような対応になるか

　薬物アレルギーの既往がある患者，アトピー体質である患者，親族に薬物アレルギーのある患者などは，薬物アレルギーのリスクが高いと考えられる．これらの患者に対しては，かかりつけ医との密接な連携やアナフィラキシー発症時の対応を十分に考慮して治療へ進むべきである．

4）リスク度が高いケースでの注意事項

　不幸にして薬物アレルギーが発現してしまっても，多くの場合，原因薬物を中止し，症状に対応した薬物療法を実施するのが原則である．そのほとんどは数日間で改善する．皮膚症状に対しては，軽症例では抗ヒスタミン薬でよいが，中等症以上では副腎皮質ステロイド薬の投与が必要となる．また，著しい臓器障害のときも副腎皮質ステロイド薬投与が必要であり，症例によってはステロイドパルス療法や血漿交換療法も実施されている．

　アナフィラキシーが発現した場合，まず迅速に治療を開始しなければならないため，周囲に医療スタッフを集めることから始める．気道の確保と循環状態の改善，アドレナリン投与の3点が原則である．緊急時の薬剤の第一選択はアドレナリンである．通常，1回量0.3mgを効果をみながら10～15分ごとに筋注する．アドレナリンは末梢血管収縮による血圧維持，気管支拡張作用を有する．同時に大量輸液を行うことは循環血液量の確保に有用である．血圧の低下に対しては，昇圧薬投与を行う．さらにアナフィラキシー反応の遅延化や遅発相反応の出現を防止する目的で即効性ステロイド薬を静注する．致命的なアナフィラキシーの発生頻度は，100万人に0.4人，薬物でもっとも注意すべきペニシリンでの重篤なショックの発生は0.002％と報告されている．

4 文献にみる歯科インプラント治療へのリスク

　薬物アレルギーと歯科インプラントに関しての論文はみられない．しかし，歯科インプラント治療では，抗菌薬，消炎鎮痛薬，含嗽剤など多くの薬剤が使用されるため，薬物アレルギーに対する注意を怠ってはならない．

5 かかりつけ医との連携のとり方

　過去に薬物アレルギーの既往があれば，かかりつけ医への対診が必要である．特定されている原因薬，使用を控えたほうがよいと考えられる薬剤名，出現時の状況と時間的経過，投与薬物名と投与期間，その他のアレルギー疾患の有無を中心に対診書を作成する．とくにアナフィラキシーやスティーブンス・ジョンソン症候群を起こした患者に対しては，これらを治療した医師との密接な連携を歯科インプラント治療計画の最重要項目とし，大学病院等の設備の整っている施設での治療を依頼するべきであろう．

6 投薬内容の見方と対応

　過去に薬物アレルギーの既往のある患者が，歯科インプラント治療を希望して来院するときには，すでに治療薬の投与は終了しているはずである．原因薬，可能性のある薬剤名，治療のために用いた薬剤等を薬物アレルギーの治療医に確認しておくことが重要である．

参考文献
1. 中川武正. 第11章 リウマチ, アレルギー, 免疫不全 C. 薬物アレルギー. In：高久史麿, 尾形悦郎, 黒川 清, 矢崎義雄 監修. 新臨床内科学 第9版. 東京：医学書院, 2009：1507-1509.
2. 中川武正, 堀 誠治. 薬物アレルギー. 日本臨床 1993；51：630-642.
3. 重篤副作用疾患別対応マニュアル スティーブンス・ジョンソン症候群. 厚生労働省 平成18年11月(http://www.mhlw.go.jp/topics/2006/11/dl/tp1122-1a01.pdf).
4. 山口正雄. アレルギー性疾患, 薬物アレルギー. In：小川 聡 総編集. 内科学書 vol.2. 東京：中山書店 2009, 245-248. 2. 井田和徳, 堂前尚親, 西田次郎編集. 歯科のための内科学 改訂第3版. 東京：南江堂, 2010：321-337.

Chapter 10

膠原病・リウマチ性疾患

関節リウマチと歯科インプラント治療

永原國央　山田尚子
朝日大学歯学部口腔病態医療学講座インプラント学分野

1 どのような病気か

　全身性の自己免疫疾患(膠原病)のひとつで，多発性に関節炎を起こす進行性の疾患である．遺伝的な要因があるため，家族歴の聴取が重要となる．また，シェーグレン症候群等の自己免疫疾患を合併していることがある．

　シェーグレン症候群は，涙腺，唾液腺の分泌低下を主徴とする慢性の炎症性疾患で，リウマチ因子や抗核抗体などの各種自己抗体が検出されることや，膠原病，慢性甲状腺炎，原発性胆汁性肝硬変症などの自己免疫疾患との合併率が高いため，涙腺，唾液腺に対する自己免疫疾患と考えられている．症状は，口腔乾燥，眼乾燥がある．

　関節リウマチの治療としては，疼痛をやわらげるために消炎鎮痛薬が長期投与されており，そのほかに抗リウマチ薬，メトトレキセート，副腎皮質ホルモン，抗TNF-α薬，免疫抑制薬等が使われる．

2 関節リウマチのリスクと初診時にチェックすること

　初診時に関節リウマチの既往があると聴取した場合，現在の症状がどのようなものであるかを聞く．起床時の関節のこわばり，関節の変形，関節の疼痛，腫脹などがある場合は，関節リウマチ状態であり，加療が必要であるか，すでに加療されている状態である．また，加療においては，内服薬が投与されているため，その内容をチェックする(図1)．

3 歯科インプラント治療に与える影響と対応

1) 歯科インプラント治療は可能か

　本疾患が進行性病変であり，完治が難しいため，積極的には歯科インプラント治療を行うべきでない(表1)．また，易感染性でシェーグレン症候群を合併し口腔乾燥症がある場合は，さらに感染しやすくなる．また，副腎皮質ホルモンの長期投与症例では骨粗鬆症様の状態を呈していることから，歯科インプラント治療は禁忌と考えたほうがよい．

表1　検査データで注意する項目とその結果

検査項目	結　果
リウマチ因子	陽性(高値)
抗核抗体	陽性
CRP	高値

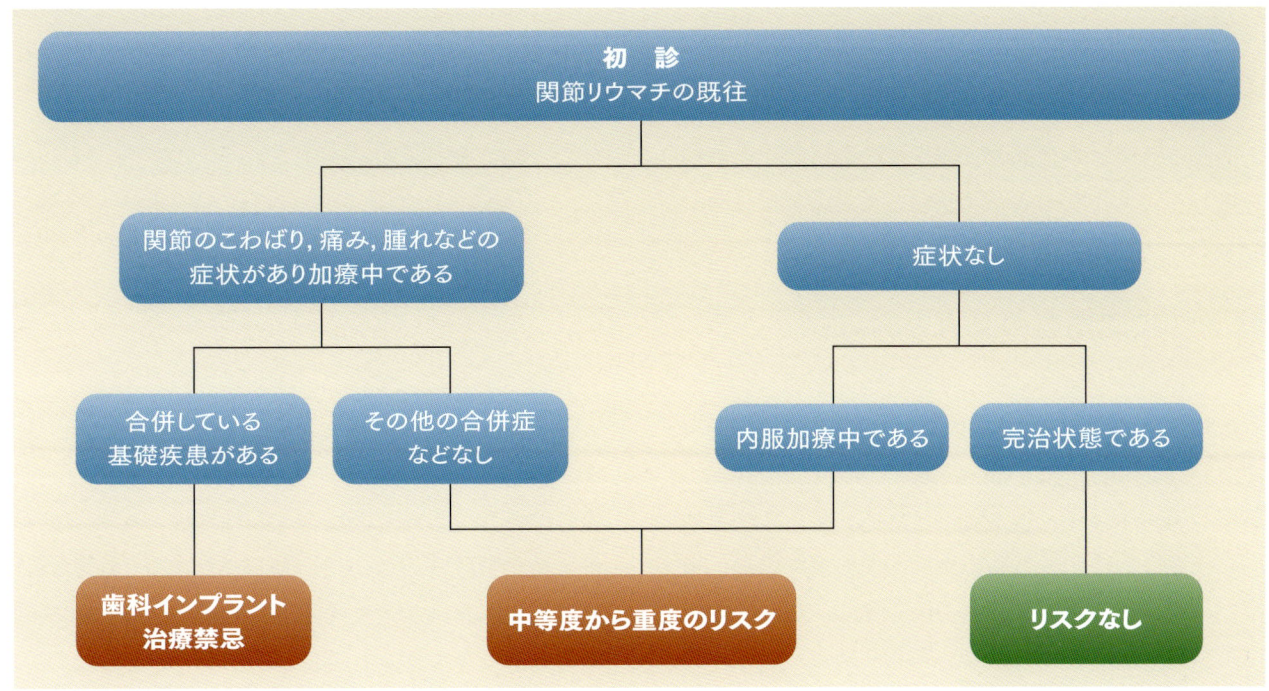

図1 初診時の関節リウマチ患者へのリスク度チェックのフローチャート．

2）歯科インプラント治療に対するリスク度
リスク度は"中等度から重度"と考える．

3）リスク別にどのような対応になるか
病歴が長いもの，または，急性期の場合は歯科インプラント治療を行ってはいけない．しかし，初期で症状が軽い場合に，患者からの強い希望があるケースでは，患者とのインフォームドコンセントを十分に確立して行うことは可能である．

4）リスク度が高いケースでの注意事項
関節リウマチは，進行性病変で完治が難しい膠原病であり，さらには，他の膠原病を合併する可能性があることを考えると，歯が欠損している部位の顎骨にインプラント体を埋入し上部構造物を装着する補綴処置を行うことで，顎骨内への感染経路を形成した状態となる．このことを考えると，関節リウマチのような疾患を有する患者には，歯科インプラント治療は禁忌と考える．

4 文献にみる歯科インプラント治療へのリスク

Krennmair Gら[1]が2010年に関節リウマチ患者において，結合組織病を併発していることで，インプラント体周囲の骨吸収に大きな差が現れたと報告している．また，患者の基礎疾患を十分に精査して歯科インプラント治療を行うことが，長期維持にもっとも重要なポイントであると述べている．

5 かかりつけ医との連携のとり方

　関節リウマチの経過および治療内容に関する情報を得る．また，その他の膠原病の合併の有無についても，問い合わせる．

6 投薬内容の見方と対応

　近年の治療法では，寛解導入(疾患修飾)性抗リウマチ薬(disease-modifying antirheumatic drugs：DMARDs)，葉酸代謝拮抗薬(methotrexate：MTX)といった積極的に疾患を治療するための薬剤が使われている．そのため副作用も強く，食欲不振，悪心，嘔吐，皮疹，口腔粘膜疾患，腎機能障害，間質性肺炎，骨髄障害，免疫不全などが発症する．

　また，対症療法として，消炎鎮痛薬(NSAIDs，38頁参照)，ステロイドなどを長期間投与されている場合がある．これらの場合の副作用としてもっとも多いのが胃腸障害(胃・十二指腸疾患は38〜41頁参照)である．また，ステロイドでは副作用として骨粗鬆症の発症もよく知られている．

参考文献

1. Krennmair G, Seemann R, Piehslinger E. Dental implants in patients with rheumatoid arthritis：clinical outcome and peri-implant findings. J Clin Periodontol 2010；37(10)：928-936.
2. 井田和徳，堂前尚親，西田次郎 編集．歯科のための内科学 改訂第3版．東京：南江堂，2010：339-353.

Chapter 11

その他のリスク

Chapter11
その他のリスク

1 口腔乾燥症と歯科インプラント治療

永原國央　田邊俊一郎
朝日大学歯学部口腔病態医療学講座インプラント学分野

1 どのような病気か

　最近では、「ドライマウス(dry mouth)」と称され一般的に口腔内が乾燥する状態を表す言葉が用いられているが、医学的には「口腔乾燥症(xerostomia)」という病名となる。原因は唾液排出量の減少で、わが国では推定で800万人もの患者がいるとされるドライアイ(乾燥性角結膜炎)の患者の多くがドライマウスの症状があるといわれている[1]。その原因は、精神的なもの、全身疾患(高血圧、糖尿病、腎不全による透析)に関連したもの、内服薬の副作用、顎顔面領域の放射線治療、逆流性食道炎(胃食道逆流症)、先天的疾患、自己免疫疾患などが挙げられる。性別は女性、とくに更年期の女性の発症が多い傾向にある[2,3](放射線治療の既往がある場合は138〜141頁の放射線性顎骨障害を参照)。

　精神的なものでは、日常生活でのストレス、たとえば、家族近親者の死、失業、家庭内不和、多忙、仕事での失敗等が挙げられる。

　全身疾患によるものでは、糖尿病では尿量が増え、常に脱水症状を自覚し多量の水分補給をしなくてはいけないが、十分な水分補給ができない場合には、口腔乾燥状態を訴えることがある。高血圧では、内服している降圧薬の多くのものに副作用として口腔乾燥を発症するものがある。透析患者では、口腔乾燥、重篤な歯肉炎、多発性う蝕症を発症することが知られている(110〜112頁の腎不全を参照)。

　そのほかにも、一般的に処方されている薬の80％に口腔乾燥を起こしうるものがあるとされている。そのなかでも代表的なものを表1に示す[2]。

　放射線治療に関連するものでは、顎顔面領域の悪

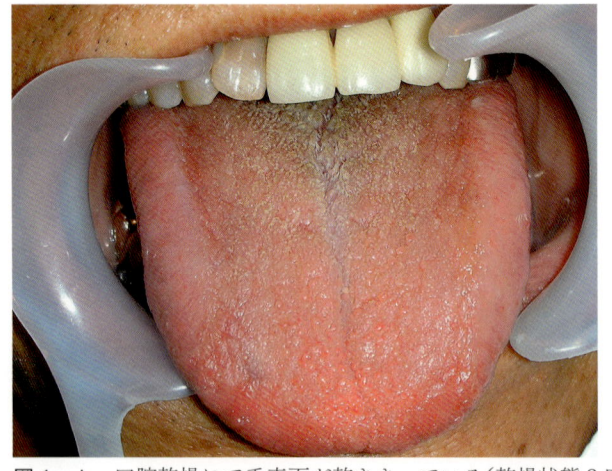

図1a,b　口腔乾燥にて舌表面が乾ききっている(乾燥状態3度).

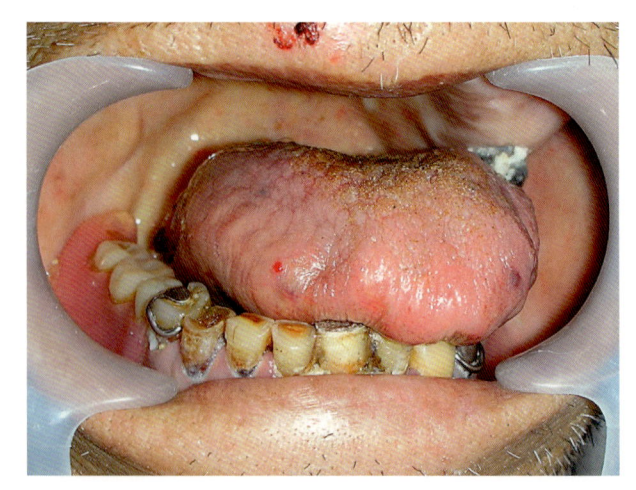

表1　口腔乾燥を起こしうる代表的な薬[2]

三環系抗うつ薬	トフラニール®，アナフラニール®
抗精神薬	ウインタミン®，コントミン®
降圧利尿薬	ニューロタン®，ディオバン®，ブロプレス®，ミカルディス®　オルメテック®，アバプロ®，イルベタン®
抗ヒスタミン薬	ベナ®，ドラマミン®，アレルギン®，ポララミン®，クロール・トリメトン®　ピレチア®，アタラックスP®，ペリアクチン®　アレジオン®，クラリチン®，アレグラ®
抗コリン作動薬	アトロピン®，スコポラミン®
抗パーキンソン薬	アーテン®，アキネトン®，ドプス®，シンメトレル®，ドパストン®

性腫瘍，とくに，舌，歯肉粘膜，咽頭，喉頭などの治療のために放射線治療を行うとその影響で唾液腺の機能低下が発症し，唾液分泌量が低下する．

逆流性食道炎（胃食道逆流症）では，pHの低い消化液（胃酸）が食道および口腔内に逆流してくることで口腔粘膜が炎症を起こしてしまう．そのことにより乾燥状態が発現する．

先天的疾患としては，先天性外胚葉形成不全症が挙げられる．この疾患では，歯の先天欠如があると同時に小唾液腺の消失を認める．

自己免疫疾患では，シェーグレン（Sjögren）症候群が代表的で，唾液腺，涙腺等が進行性に侵され，唾液，涙の分泌低下が認められる．

さらに，更年期症状を訴える女性に口腔乾燥を併発している症例が多い．

唾液には，嚥下補助作用，溶解作用，消化作用，抗菌作用，緩衝作用，洗浄作用，組織修復作用といった作用があるため，唾液の分泌量が低下することで，これらの作用も低下し，咀嚼障害，嚥下障害，味覚障害，会話障害，う蝕，歯肉炎などの多発が起こる．

2　口腔乾燥症のリスクと初診時にチェックすること

初診時における一般的問診事項のなかで，口腔乾燥状態を自覚していることもあるので，聴取する（図2）．口腔乾燥を訴えた場合は，食事の摂取に障害が起こっていないかを併せて聴取する．さらに，口腔内診査を行い，う蝕の状態，歯肉炎の状態を注意深く診る（表2）．

表2　口腔乾燥状態の判定[2]

0度	乾燥なし
1度	唾液の粘性亢進，やや唾液が少ない，唾液が糸を引く
2度	唾液がきわめて少なく細かい泡が舌の上に見られる
3度	舌粘膜上に唾液がない

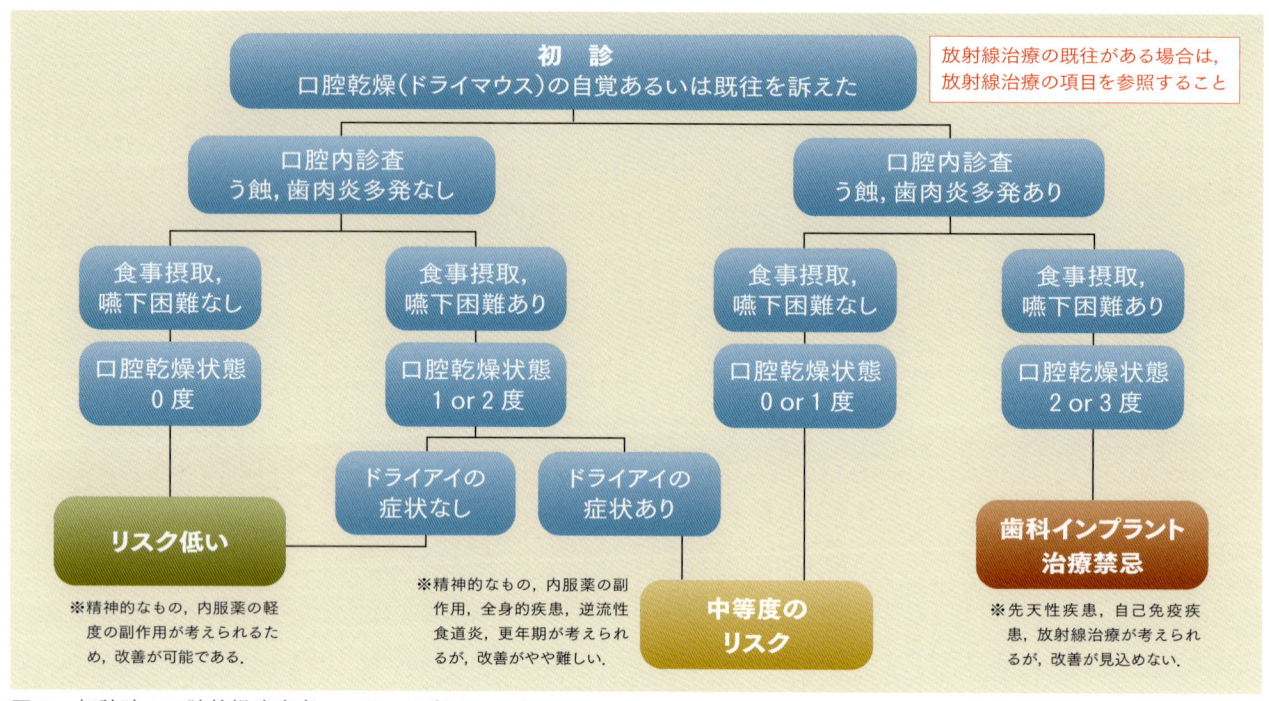

図2 初診時の口腔乾燥症患者へのリスク度チェックのフローチャート．

3 歯科インプラント治療に対するリスク度

　口腔乾燥症による歯科インプラント治療への影響は，唾液の作用である抗菌作用，洗浄作用，組織修復作用が低下あるいは消失することで，手術後の軟組織の治癒不全を起こし，手術創が哆開し，感染が発症することが考えられる．このことにより，インプラント体と骨組織との間で形成されるべき骨接合が獲得できなくなる．さらに，メインテナンス期間にインプラント周囲炎の発症のおそれがある．歯周炎同様インプラント周囲炎の発症，進行に対するリスクが健常人と比較して非常に高くなる．そのため，インプラント体周囲骨組織の吸収が進行し，インプラント体の動揺，脱落につながる．

1）歯科インプラント治療は可能か

　フローチャートからもわかるように自覚症状として口腔乾燥（ドライマウス）がある患者で，口腔内にはう蝕，歯肉炎の発症が顕著でない場合にはリスクがないので，治療は可能であるが，自覚症状で口腔乾燥があり，実際の口腔内でもう蝕，歯肉炎が多発しており，「食事の摂取が困難」「上顎義歯が口蓋に吸着しない」といった症状がある場合は，歯科インプラント治療は禁忌となる．その場合には，口腔乾燥症を内科的治療により改善した後に，歯科インプラント治療という選択肢を考える．

2）歯科インプラント治療に対するリスク度

　実際に口腔乾燥を自覚しており，う蝕，歯肉炎が多発し，食事摂取が困難な場合リスク度は高いが，口腔乾燥の自覚症状はあるものの，う蝕，歯肉炎がなく，食事摂取等にまったく障害のない場合は，ストレスあるいは他院にて処方されている内服薬による副作用等が原因で，口腔乾燥症としても初期段階であると考えられるので，十分な注意が必要ではあるがリスク度は低い．

3）リスク別にどのような対応になるか

　リスク度が低いと考えられる症例，禁忌症であると判断しなくてはいけない症例，いずれにおいても患者への十分な説明とかかりつけ医との連携が必要である．現在の状態と，検査データといった情報提供を得ておくことが重要である．

　その後の対応としては，リスク度が低い場合を含めリスクが中等度のものまでは，手術後の創傷治癒を注意深く観察し，感染防止に努める．また，メインテナンスにおいては，来院間隔を1か月程度として，口腔清掃状態のチェックを行うと同時に，咬合チェックを行い，過剰な負荷による骨吸収を予防する．

4）リスク度が高いケースでの注意事項

　口腔乾燥でリスク度が高いとなると，食事摂取困難，嚥下障害，会話障害等が認められるもので，う蝕，歯肉炎が多発している．一般的には，シェーグレン症候群が存在する可能性があるため，かかりつけ医がない場合は，専門医への紹介を行う．そのほかに，顎顔面領域の悪性腫瘍に対する放射線治療が原因と考えられる場合は，顎骨にも放射線治療の影響による顎骨の異常（顎骨壊死，顎骨炎など）が考えられるため，専門医の診断が必要になる．薬物の副作用に関しては，処方している内科医等に対診を行い，確認しておかなくてはいけない．ストレス等の生活環境が原因で発症していると考えられる場合は，その環境改善を行うことで，口腔乾燥状態が改善するようであれば，歯科インプラント治療を行うことができる．しかし，歯科インプラント治療は手術を行い，上部構造物を装着させ終了となる治療ではなく，長期にわたってメインテナンスを行い，口腔機能を維持しなくてはいけない．こういったことを考えると，口腔乾燥が改善していく状態にない症例では，禁忌と考える．

4 文献にみる歯科インプラント治療へのリスク

　口腔乾燥を発症する代表的な疾患としてシェーグレン症候群があるが，この疾患に対する治療成績が1999年にIsidor Fら[4]によって報告されている．その内容によると，8症例の患者（女性）に対し機械研磨のインプラント体を54本埋入した．上顎18本，下顎36本のうち，二次手術時に骨接合が獲得できていなかったものが，7本（13%），咬合負荷をして1年以内に脱落したのが2本（4%）と最終的に9本（17%）が脱落した．そして，8症例の患者のうち4症例（50%）で1本以上の失敗という結果になったと報告している．

5 かかりつけ医との連携のとり方

　前述したように口腔乾燥の原因には，精神的な問題，高血圧，糖尿病，内服薬，顎顔面領域の放射線治療，逆流性食道炎が挙げられるが，いずれの場合もかかりつけ医が存在すると考えられる．そのため，密に連携をとり，口腔乾燥の改善が可能であるかを探る．ただし，先天的疾患，自己免疫疾患（シェーグレン症候群）に関しては歯科が初診の場合が多いため，適切なアドバイスとともに，専門医の受診を促す．

6 投薬内容の見方と対応

う蝕および歯肉炎の予防として含嗽剤，トローチ，口腔用軟膏，人工唾液，内服薬等がある（表3）．含嗽剤には含嗽用のアズレン，イソジンガーグル® が比較的よく用いられている．口腔用軟膏は，副腎皮質ホルモンまたは抗生剤を含んでおり，消炎の効果はあるが長期使用は菌交代現象や口腔カンジダを起こす．もっとも一般的な人工唾液サリベート® は，作用時間が短いことや睡眠中は使用できない．睡眠中は，モイスチャー・プレートにより口渇による睡眠障害が解消された例もある．

内服薬としては，気道潤滑去痰薬，気道粘液溶解薬等がある．日本において，「シェーグレン症候群患者の口腔乾燥症状の改善」の適応症をもつ内服の口腔乾燥症状改善薬としては，ムスカリン受容体刺激薬が使われる．人工唾液が発売される以前は有効な薬剤がほとんどなかったため，唾液腺ホルモン剤が使われている場合もある[2]．

表3　口腔乾燥症の代表的な治療薬[2]

う蝕，歯肉炎の予防	アズレン，イソジンガーグル®
口腔内の保湿治療	人工唾液サリベート®
気道潤滑去痰薬	ムコソルバン®
気道粘膜溶解薬	ビソルボン®
シェーグレン症候群治療薬	エボザック®，サラジェン®

参考文献

1. ドライマウス研究会ホームページ（http://www.drymouth-society.com/）．
2. 安細敏弘，柿木保明 編著．今日からはじめる！口腔乾燥症の臨床 この主訴にこのアプローチ．東京：医歯薬出版，2008．
3. 阪井丘芳．ドライマウス 今日から改善・お口のかわき．東京：医歯薬出版，2011．
4. Isidor F, Brøndum K, Hansen HJ, Jensen J, Sindet-Pedersen S. Outcome of treatment with implant-retained dental prostheses in patients with Sjögren syndrome. Int J Oral Maxillofac Implants 1999 ; 14 : 736-743.
5. 山崎 裕，佐藤 淳，村田 翼，奏 浩信，北川善政．舌痛症，口腔カンジダ症，味覚異常における臨床検査．日口険学誌 2011 ; 3 : 3-8.

臨床アドバイス④　手術時の一般的な注意点

＜浸潤麻酔＞

手術時に問題となるのが，出血と痛みである．術前にパノラマエックス線撮影とCT撮影によるエックス線検査を行い，骨の状態は十分把握して手術に臨んだにもかかわらず，局所麻酔が効かずに「痛みがある」「出血が多い」といった状況に陥ることがある．これは，そのほとんどが局所麻酔の打ち方により左右されている．局所麻酔薬はキシロカイン®＋エピネフリン®を使用する．シタネスト®-オクタプレシン®では，麻酔効果と持続時間が半減する．循環動態（血圧，脈拍）に与える影響はシタネスト®-オクタプレシン®のほうが少ないが，術中に痛みが起こってしまうと，大きく循環動態に負担をかける．局所麻酔による循環動態の変動を注意しながら手術を行う必要がある場合はモニタリングを行い，血圧・脈拍を随時計測するようにしたほうが，手術は安全に終了する．ただし，キシロカイン®＋エピネフリン®による局所麻酔単独での手術においても循環動態が安定しているのはせいぜい90分までであり，それ以上長時間になると「ジーン」とした痛みを訴えたり，手術野からの出血が増えてきたりする．そのため，長時間に及ぶ手術では，精神鎮静法（静脈内鎮静法，吸入鎮静法）を併用すべきである．

局所麻酔の打ち方は，手術部位の粘膜，骨膜に麻酔薬を浸潤させると同時に骨内に浸潤させていかなくてはいけない．一般的に歯槽骨部は海綿骨構造をしているため，薬液を浸潤させやすい．しかし，いきなり骨内に侵麻針を刺入し，強圧をかけ薬液を注入することは激しい痛みをともなう．そのため，あらかじめ粘膜および骨膜への浸潤麻酔を行い，効果が出てきている状態を確認し，骨内への浸潤麻酔を行う．

患者の手術に対する恐怖心は，局所麻酔が「痛い」ことと，口の中の見えないところの手術であるという2点が主であり，局所麻酔をうまく，痛くなく打つことができれば，患者は精神的にも楽になり，手術中の循環動態は安定し，術中の偶発事故をも防ぐことができる．

手術時の出血は，痛みと関連することが多いが，粘膜骨膜弁の剥離操作が煩雑であると出血が多くなる．抜歯後の時間の経過が短い場合は，歯槽骨部に凹凸があって剥離操作が難しい場合があるので，ていねいに骨面の凹凸を見ながら進めていかなくては，剥離した粘膜骨膜弁が汚くなり，手術中の骨膜からの出血が多くなり，手術後の治癒もうまくいかない．

＜骨の硬さ＞

骨の硬さを把握することが，安全で確実な手術に結びつくことが多い．

術前のCT画像から骨梁の状態がある程度把握できる．その所見を頭に入れ，イニシャルドリリングを行い，そのドリリング時の感覚を把握し，それ以後のドリリングを行う．たとえば，非常に軟らかく感じ，CT画像でもあまりしっかりとした骨梁がなかった場合は，所定の深さよりも浅く形成することと，カウンターボアなどのドリルがある場合は，浅めにドリリングしてインプラント体を埋入する．それとは逆に硬く感じたときは，できるだけ切れ味の良いドリルに変え，ゆっくりと十分注水しながらドリリングしていく．また，所定の深さまで十分にドリリングし，スレッドフォーマーやタップなどのドリルがある場合は，所定どおりに使用しておく．

そのほかに骨の硬さが問題を引き起こす場合として，上顎では口蓋側，下顎では舌側の骨が厚く硬いために，何気なくドリリングするとドリルは軟らかいほうにはねられ，気がつくと予定よりも頬側にドリリングされてしまうという結果を招くことになる．これを避けるためには，サージカルガイドを使うことと，硬い骨側に十分圧迫しながら各太さのドリリングを行っていくことが重要である．

Chapter11 その他のリスク

2 放射線性顎骨障害と歯科インプラント治療

永原國央　田邊俊一郎
朝日大学歯学部口腔病態医療学講座インプラント学分野

1 どのような病気か

　放射線治療は，エックス線，電子線，ガンマ線といった放射線を利用して，がん細胞内の遺伝子（DNA）にダメージを加えることで，がん細胞を破壊するもので，同時に正常細胞にもダメージを与えてしまう．与えられる放射線の線量に応じて双方が受けるダメージが異なるが，腫瘍細胞と正常細胞に対する放射線照射の効果は，図1にあるように一定の線量以下においては腫瘍組織および正常組織にもダメージがなく，ある線量を超えると線量の増加とともにダメージが増加し，その様子はS字状の曲線で示されるというのが一般的な理解である．

　顎顔面領域の悪性腫瘍の放射線治療を行ったことで，正常な組織に障害が現れ，とくに，顎骨に症状が現れたものを総称して「放射線性顎骨障害」といい，もっとも報告が多いのは顎骨壊死で，次いで顎骨骨髄炎である．Wildermuth Oら[1]により1953年に多くの研究がなされ，報告された．そのなかで，おおむね30Gy以上の照射量で骨細胞の死が起こり，50Gy以上で血管の欠落が起こるとされ，さらに60Gy以上で高率に顎骨壊死が発症するとされている．

　一般的な口腔がんの放射線治療における照射量は，40〜120Gyであるとされており[2]，80Gyを超すと顎骨壊死を起こす頻度が高くなるとしている．放射線照射終了後の放射線性顎骨障害の発生に関しては，奥山ら[3]の報告があるが，それによると，1年後に24％ともっとも多いとされている．松尾ら[2]によれば，発生時期は6か月以内の急性期と36（3年）〜48か月（4年）後の晩発期の二峰性をとるとされている．

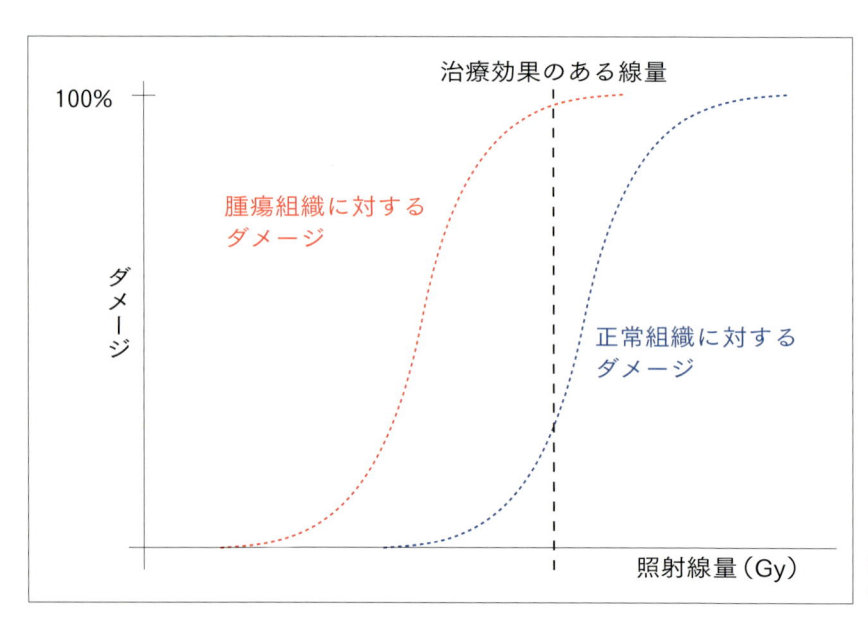

図1　腫瘍細胞と正常細胞に対する放射線照射によるダメージ．

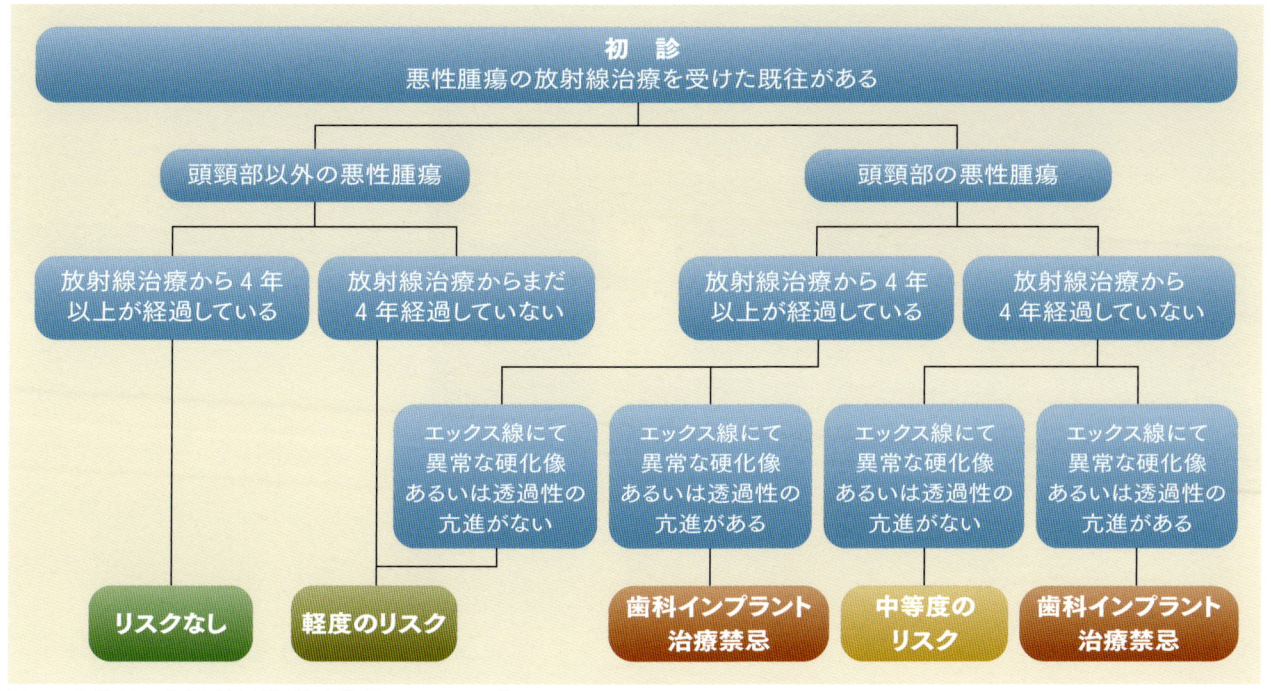

図2 初診時の放射線性顎骨障害患者へのリスク度チェックのフローチャート．

2 放射線性顎骨障害のリスクと初診時にチェックすること

　放射線治療の既往歴を聴取した場合は，どの部位の悪性腫瘍に対する治療であったのかを確認する（図2）．また，照射総量，治療期間，術後経過など患者本人からの聴取で十分に把握できれば問題ないが，できれば当時治療を担当していた，かかりつけ医に対診し情報を得ることが必要である．さらに，歯科インプラント治療により補綴処置を行う歯の抜歯は，いつ，どのような目的で行われたのかを確認する．歯肉，顎骨原発の悪性腫瘍の場合，放射線照射を目的として抜歯されることがある．また，悪性腫瘍治療前にすでに抜歯されていたり，悪性腫瘍の治療のための外科手術により切除，摘出されていたりする場合がある．とくに，放射線治療後に抜歯されている場合は，その部位の治癒が正常であったかを確認しなくてはいけない．

　頭頸部以外の悪性腫瘍に対する放射線治療の場合でも，放射線照射を受けた赤血球をはじめとする血球成分が全身を巡っていることで，少なからず放射線の影響が現れることがある．そのため，放射線治療の既往がある場合は，軽度のリスクがあると考えるべきである．

3 歯科インプラント治療に対するリスク度

　放射線治療により軽度では治癒不全に始まり，骨接合が獲得できなかったり，重症では骨炎から骨壊死，骨髄炎等へ継発したりすることが起こりうる．

1）歯科インプラント治療は可能か

　頭頸部以外の悪性腫瘍で，放射線治療後4年以上が経過している症例に対しては，その他全身的に問

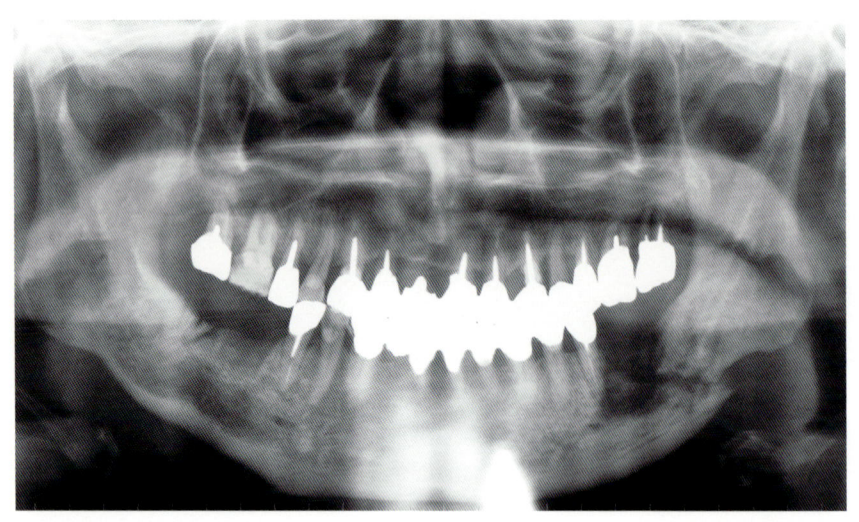

図3 放射線照射により顎骨壊死を起こし骨折している症例.

題がなければ，治療は可能である．しかし，頭頸部の悪性腫瘍で80Gy以上の放射線が確実に手術部位に照射されていて，4年以上経過していない場合は，歯科インプラント治療は禁忌と考えるべきである．

2）歯科インプラント治療に対するリスク度

単なる放射線治療の既往のみで，顎骨への影響がまったく見受けられず（エックス線検査的にも）4年以上経過しているものは，リスク度は低い．しかし，頭頸部に対する放射線治療を受け，エックス線的にも骨梁の硬化像あるいは骨梁が粗になっており（図3），照射後4年が経過していないものは，リスク度は高い．

3）リスク別にどのような対応になるか

リスク度が低い症例では，全身的検査所見から糖尿病，循環器疾患，血液疾患等が認められない場合は，放射線の全身的影響を患者に十分説明した後，軽度のリスクがあることを理解させ，インフォームドコンセントが得られれば，歯科インプラント治療を行う．

リスク度が高い症例に対しては，歯科インプラント治療は禁忌と考える．

4）リスク度が高いケースでの注意事項

歯科インプラント治療を積極的には行わず，義歯による補綴を奨める．しかし，義歯による口腔粘膜の損傷には十分注意する．また，鉤歯に対しては，大きな荷重がかからないように注意する．

4 文献にみる歯科インプラント治療へのリスク

Abu-Serriah MMら[4]が，2003年に報告した総説では，50％以上の失敗例があること，そして，その半数が二次手術時に，残りが上部構造を装着して1年以内に脱落するとしている．

5 かかりつけ医との連携のとり方

かかりつけ医に対しては，現病歴として，どの部位の悪性腫瘍であったか，どのような治療を，いつからいつまで行ったかを確認する．放射線治療に関しては，照射スケジュール(いつからいつまで)，照射量等の情報を得るようにする．さらに，歯の欠損部については，いつ抜歯，あるいはいつ欠損状態となったか，さらに放射線照射部位の抜歯窩，手術創の治癒状態を確認する．

6 投薬内容の見方と対応

とくに悪性腫瘍に対する放射線治療後の投薬はない．しかし，なかにはBP系薬剤(73頁参照)の投与を受けている可能性もあるため，内服薬の問診を行う．

参考文献
1. Wildermuth O, Cantril ST. Radiation necrosis of the mandible. Radiology 1953；61：771-785.
2. 松尾美央子，力丸文秀，檜垣雄一郎，冨田吉信．放射線性下顎骨壊死症例の検討．日耳鼻 2010；113：907-913.
3. 奥山武雄，堀内淳一．放射線骨障害の臨床と成因．癌の臨床 1975；21：565-570.
4. Abu-Serriah MM, McGowan DA, Moos KF, Bagg J. Extra-oral craniofacial endosseous implants and radiotherapy. Int J Oral Maxillofac Surg 2003；32：585-592.

Chapter 11 その他のリスク

3 喫煙と歯科インプラント治療

永原國央　山田尚子
朝日大学歯学部口腔病態医療学講座インプラント学分野

1 問題点は何か

「百害あって一利なし」ということわざに代表されるように，タバコの害は常識的なものである．WHOは，世界中で喫煙による年間死亡者は490万人，さらに，今現在，世界中で喫煙している人の半数である6億5千万人は，喫煙が最終的に原因で死亡するとしている．また，受動喫煙も問題視されており，世界医師会によると，「喫煙は，すべての臓器を侵し，がん・心臓病・脳卒中・慢性閉塞性肺疾患・胎児への障害などの主要な原因となっている」とし，さらに「4,000種以上の化学物質，50種以上の発がん物質などの有害物質を含むタバコの煙にさらされる非喫煙者は，肺がんや心臓病などの病気で命を脅かされており，その受動喫煙により，毎年数十万人が死亡し，職場だけでの受動喫煙により死亡する人は年間20万人いる」と報告している[1]．

本邦では，日本口腔衛生学会，日本口腔外科学会，日本公衆衛生学会，日本呼吸器学会，日本産科婦人科学会，日本循環器学会，日本小児科学会，日本心臓病学会，日本肺癌学会の9学会においては，喫煙によるニコチン中毒者は喫煙病（依存症＋喫煙関連疾患）として扱い，このような状態の人を患者とよぶことにしている．

タバコが原因となる疾患の具体例には，がん（肺がん，咽頭がん，口腔がん，食道がん，膀胱がん，腎盂・尿管がん，膵がんなど），呼吸器疾患（慢性気管支炎，肺気腫，慢性閉塞性肺疾患），循環器疾患（動脈硬化，狭心症，心筋梗塞，脳血栓，脳栓塞，動脈瘤，閉塞性血栓性血管炎など）が挙げられ，妊婦への影響として周産期死亡，低出生体重児，早産があり，免疫低下，感染症の危険性も高いとされている．口腔内では，歯肉の炎症後の治癒過程において血管新生を遅らせることで歯周炎の進行を助長するとされている[2]．

すなわち，歯科インプラント治療においては，手術後の治癒不全，易感染性を高め，骨接合獲得に影響するとともに，インプラント周囲炎の進行を早めることが知られている．

2 喫煙のリスクと初診時にチェックすること

一般的問診として，喫煙状態（喫煙歴，本数）を聴取する（図1）．多くの喫煙者は，タバコの害について知ってはいるものの，喫煙の効果（覚醒作用，リラックス作用，発想の転換を促進，気付け作用，認知症の予防，喫煙所等での社交性など）を重要視し禁煙の意思がない．また，喫煙による健康への害は知っているものの，歯科インプラント治療に対するリスク，あるいは，口腔内の疾患，とくに歯周疾患の増悪の原因であり，歯の喪失にかかわる重大な原因となっていることを知らない場合が多い．

そのため，初診時において，あるいは歯科インプラント治療を希望した時点において禁煙を勧めるが，タバコによる歯科インプラント治療に対して与える影響がどのようなものかを，わかりやすく説明しなくてはいけない．

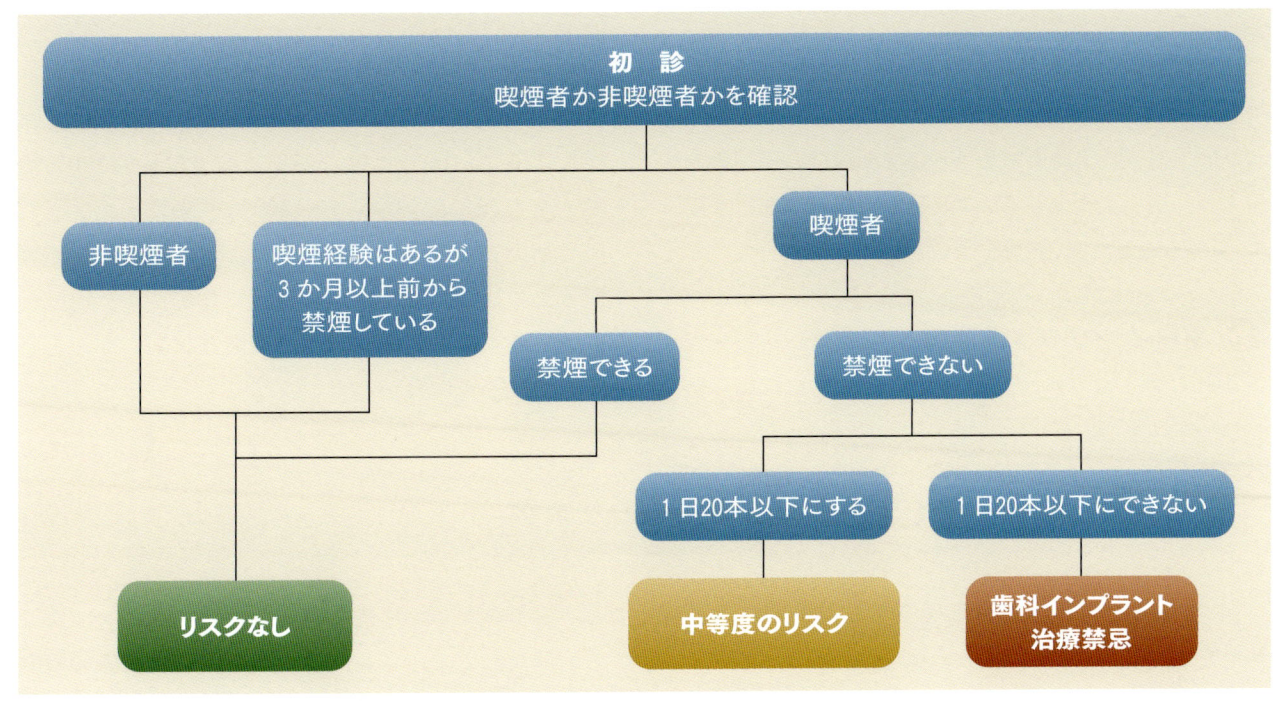

図1　初診時の喫煙者へのリスク度チェックのフローチャート.

3　歯科インプラント治療に与える影響とその対応

1）喫煙の歯科インプラント治療に対する影響

①手術創の治癒不全，②骨接合獲得への影響，③インプラント周囲炎の増悪がある．

①手術創の治癒不全

a：ニコチン

ニコチンは中枢神経と末梢神経に存在するニコチン性アセチルコリン受容体(nAChR)に作用し，中枢ではドーパミン系神経の脱抑制効果をあらわし，快い感覚を与える．末梢神経では，毛細血管を収縮させ血圧上昇，縮瞳，悪心，嘔吐，下痢などを引き起こす．治癒不全を招く原因は，末梢の毛細血管の収縮作用に起因するもので，創傷の治癒に必要な血流と酸素の運搬が不足して起こる．

b：一酸化炭素

喫煙により一酸化炭素が肺胞内に流入するが，一酸化炭素とヘモグロビン，酸素とヘモグロビンのそれぞれの結合しやすさを比較すると一酸化炭素のほうが約250倍も結合しやすい．ということは，酸素を運搬するヘモグロビンが一酸化炭素と結合し酸素との結合ができなく，酸素運搬能が低下する．さらに，ヘモグロビンには酸素との結合部位が4か所あり，一般的には酸素と4か所すべてが結合し末梢の酸素分圧の低い組織中で酸素との結合が乖離し酸素を放出することができるようになっているが，ヘモグロビンの4か所の結合部位の1か所に一酸化炭素が結合してしまうと，その他の3か所に酸素が結合したとしても末梢組織中で酸素との乖離が起こらなくなり，酸素を放出できない．このような状況が発生することで，組織は酸素不足となり，創傷治癒不全を招く．

②骨接合獲得への影響

「①手術創の治癒不全」の内容と同じことが，インプラント体を埋入した周囲骨組織にも起こっている．軟組織の治癒期間よりも骨組織の治癒期間は長いため，その影響は大きい．

③インプラント周囲炎の増悪

インプラント周囲炎発症後の治癒過程における血管新生の遅れと酸素不足が原因である．すなわち，ニコチンと一酸化炭素の影響によるもので，天然歯の歯肉炎，歯周炎よりもインプラント周囲炎は進行が早く，骨吸収を起こし，インプラント体の脱落につながる．

2）歯科インプラント治療は可能か

これらのような内容について患者教育を行い，禁煙できなければ歯科インプラント治療は禁忌とすべきである．後述の「4 文献にみる歯科インプラント治療へのリスク」において紹介しているように，喫煙によって「100％骨接合が獲得できない」「100％治癒不全を起こす」あるいは「100％インプラント周囲炎で早期に脱落する」というものではないが，非喫煙者との比較では臨床成績が悪くなること，治療経過中に何らかの問題が起こる可能性が高いことをよく認識しなくてはいけない．

4 文献にみる歯科インプラント治療へのリスク

142文献という膨大な資料を分析し2009年に発表されたHeitz-Mayfield LJらの論文[3]がある．このなかで，喫煙に関する88の論文を引用し，治療の初期段階での失敗に関係する影響，上顎洞底挙上術あるいは骨造成術を行った部位での影響，即時埋入への影響，即時加重への影響等を検討している．

その結果，治療の初期段階では，喫煙者の失敗率は6.5～22％で非喫煙者は3.31～9％と大きな差があるとした4つの論文[4～7]を紹介し，それに対して差がないという別の4論文[8～11]を紹介している．しかし，総説論文で6,946本（2,004人の患者）の歯科インプラント治療を分析した論文では，明らかに早期失敗症例は喫煙者に多いと報告している[12]．

上顎洞底挙上術あるいは骨造成術を行った部位での影響に関しては，喫煙者の成功率は26.09～94.1％と大きな開きがあり，影響があるとする論文[13～18]と統計学的に有意差がないとする論文[19]があると紹介している．

即時埋入に対する影響でも，喫煙者において術後のトラブルが多いとする論文[20]と，6年の経過において即時埋入した歯科インプラント治療の成功率は，喫煙者が94.4％，非喫煙者が96.3％で，統計学的に有意差はないとする論文[21]があるとしている．

即時加重に関するものは，1年の経過観察において即時加重インプラント治療での喫煙者と非喫煙者の間での成功率の有意な差はなかったとする論文[22]と，フラップレス手術で行った即時加重インプラント治療において，インプラント周囲の骨組織の吸収が，非喫煙者との比較で喫煙者に多かったとする論文[23]を紹介している．

さらに，喫煙者と非喫煙者のグループ間でのコホート研究による主な見解として，

①59の論文で歯科インプラント治療の成功例が非喫煙者で有意に高い，17の論文では違いがない

②多くの論文で喫煙者の歯科インプラント治療の成功率が80～96％であった

③多くの論文で骨造成していない部位における歯科インプラント治療の成功例は喫煙者で61～100％であった

④歯科インプラント治療の失敗するオッズ比が喫煙者で2.03～6.89である

⑤7つの論文中6つの論文で，喫煙は上顎洞底挙上術を併用した歯科インプラント治療での成功率，残存率に有害な影響を与えるとしている

⑥喫煙者において歯科インプラント治療の成功率は43～98.3％の間で変動していた

⑦6つのコホート研究において喫煙はその本数に依存するとされた

⑧喫煙歴のあった症例に対する歯科インプラント治療の成功率に関してはデータが少ない

⑨初期段階の失敗数により判断されるような初期の骨接合に喫煙が悪影響を与えるという説とは別の

報告もある

というものが示された．

これらは世界的な文献による報告であり，冒頭にも述べたが喫煙の生体に対する有害な作用は歴史的に明らかであり，さらに，喫煙歴，喫煙本数，性別，年齢，全身的疾患の有無などが歯科インプラント治療に対する喫煙の影響には大きくかかわることと，初期段階で悪影響が出ずうまくいったとしても，歯科インプラント治療自体がメインテナンスを含め長期間に及ぶ治療であることを考えると，喫煙は歯科インプラント治療に悪影響を与えるという認識をもつべきである．

5 かかりつけ医との連携のとり方

喫煙者には禁煙外来を勧めるべきである．というのも，「禁煙してください」とこちらから一方的に話しても，禁煙するかしないかは，患者の意思に任せるしかなく，禁煙できていなくても，「禁煙していますか？」という医療者側からの質問に対しては，「しています」とか，「はい」といった返事をしていることが多いのが実状である．また，喫煙者の70％がニコチン依存症で，患者の意思のみでは禁煙できない病気であると認識しなくてはいけない．しかし，禁煙できていない状態で歯科インプラント治療を行うと，不幸なのは患者サイドであり，治療を行う前に，歯科医師からの強い禁煙指導が要求される．そのための具体的な禁煙指導となると，禁煙外来の受診を勧めることであり，さらに診療所へ紹介状を書き，その診療所からの返信をもってきてもらうようにするとよい．

禁煙外来の診療は，健康保険の適応が受けられる．その条件は，

①ニコチン依存症診断テストスコアが5点以上
②1日の平均喫煙本数×これまでの喫煙年数＝200以上
③1か月以内に禁煙を始めたいと思っている
④禁煙治療を受けることに文書で同意している

という4つの条件をすべて満たしていることである．これらの情報はホームページ「すぐ禁煙.jp（http://sugu-kinen.jp/flow/01.html）」（ファイザー製薬）にて公開中で，診療所の検索もできる．また，4つの条件を満たさなくても自由診療で治療を受けることができる．

6 投薬内容の見方と対応

本邦では，禁煙補助薬として「ニコチンパッチ（ニコチネル®）」「ニコチンガム（ニコレット®）」などが使われている（表1）が，これらにはニコチンが含まれているため，歯科インプラント治療への影響は避けられない．しかし，一酸化炭素による影響がなくなることで，喫煙状態との比較では，圧倒的に歯科インプラント治療への影響は減少する．

日本では販売されていないが，チャンピックス®錠という治療薬にはニコチンはまったく含まれておらず，これまでの禁煙補助薬とは異なる．

表1 主な禁煙補助薬

薬剤名	特徴
ニコレット®	ガムのように噛んで口腔粘膜からニコチンを吸収させる．
ニコチネル®	皮膚に貼ってシート内に含まれているニコチンを吸収させる．
チャンピックス®	脳内にあるα4β2ニコチン受容体作動薬としてはたらき，離脱症状を軽減する．

参考文献

1. WHO Report on the Global Tobacco Epidemic, 2008.
2. 第40回世界医師大会(オーストリア・ウイーン)で採択．1997年(ドイツ・ハンブルク)ならびに2007年(デンマーク・コペンハーゲン)世界医師会総会での「たばこ製品の有害性に関する世界医師会声明」http://www.nosmoke55.jp/data/0712wma.html
3. Heitz-Mayfield LJ, Huynh-Ba G. History of treated periodontitis and smoking as risks for implant therapy. Int J Oral Maxillofac Implants 2009；24 1：39-68.
4. De Bruyn H, Collaert B. The effect of smoking on early implant failure. Clin Oral Implants Res 1994；5(4)：260-264.
5. Gorman LM, Lambert PM, Morris HF, Ochi S, Winkler S. The effect of smoking on implant survival at second-stage surgery：DICRG Interim Report No. 5. Dental Implant CLinical Research Group. Implant Dent 1994；3(3)：165-168.
6. van Steenberghe D, Jacobs R, Desnyder M, Maffei G, Quirynen M. The relative impact of local and endogenous patient-related factors on implant failure up to the abutment stage. Clin Oral Implants Res 2002；13(6)：617-622.
7. Noguerol B, Muñoz R, Mesa F, de Dios Luna J, O'Valle F. Early implant failure. Prognostic capacity of Periotest：retrospective study of a large sample. Clin Oral Implants Res 2006；17(4)：459-464.
8. Wallace RH. The relationship between cigarette smoking and dental implant failure. Eur J Prosthodont Restor Dent 2000；8(3)：103-106.
9. Kumar A, Jaffin RA, Berman C. The effect of smoking on achieving osseointegration of surface-modified implants：a clinical report. Int J Oral Maxillofac Implants 2002；17(6)：816-819.
10. Sverzut AT, Stabile GA, de Moraes M, Mazzonetto R, Moreira RW. The influence of tobacco on early dental implant failure. J Oral Maxillofac Surg 2008；66(5)：1004-1009.
11. Kronström M, Svenson B, Hellman M, Persson GR. Early implant failures in patients treated with Brånemark System titanium dental implants：a retrospective study. Int J Oral Maxillofac Implants 2001；16(2)：201-207.
12. Alsaadi G, Quirynen M, Komárek A, van Steenberghe D. Impact of local and systemic factors on the incidence of oral implant failures, up to abutment connection. J Clin Periodontol 2007；34(7)：610-617.
13. Kan JY, Rungcharassaeng K, Kim J, Lozada JL, Goodacre CJ. Factors affecting the survival of implants placed in grafted maxillary sinuses：a clinical report. J Prosthet Dent 2002；87(5)：485-489.
14. Keller EE, Tolman DE, Eckert S. Surgical-prosthodontic reconstruction of advanced maxillary bone compromise with autogenous onlay block bone grafts and osseointegrated endosseous implants：a 12-year study of 32 consecutive patients. Int J Oral Maxillofac Implants 1999；14(2)：197-209.
15. Geurs NC, Wang IC, Shulman LB, Jeffcoat MK. Retrospective radiographic analysis of sinus graft and implant placement procedures from the Academy of Osseointegration Consensus Conference on Sinus Grafts. Int J Periodontics Restorative Dent 2001；21(5)：517-523.
16. Widmark G, Andersson B, Carlsson GE, Lindvall AM, Ivanoff CJ. Rehabilitation of patients with severely resorbed maxillae by means of implants with or without bone grafts：a 3- to 5-year follow-up clinical report. Int J Oral Maxillofac Implants 2001；16(1)：73-79.
17. Mayfield LJ, Skoglund A, Hising P, Lang NP, Attström R. Evaluation following functional loading of titanium fixtures placed in ridges augmented by deproteinized bone mineral. A human case study. Clin Oral Implants Res 2001；12(5)：508-514.
18. Olson JW, Shernoff AF, Tarlow JL, Colwell JA, Scheetz JP, Bingham SF. Dental endosseous implant assessments in a typ 2 diabetic population：a prospective study. Int J Oral Maxillofac Implants 2000；15(6)：811-818.
19. Peleg M, Garg AK, Mazor Z. Healing in smokers versus nonsmokers：survival rates for sinus floor augmentation with simultaneous implant placement. Int J Oral Maxillofac Implants 2006；21(4)：551-559.
20. Schwartz-Arad D, Samet N, Samet N, Mamlider A. Smoking and complications of endosseous dental implants. J Periodontol 2002；73(2)：153-157.
21. Wagenberg B, Froum SJ. A retrospective study of 1925 consecutively placed immediate implants from 1988 to 2004. Int J Oral Maxillofac Implants 2006；21(1)：71-80.
22. van Steenberghe D, Molly L, Jacobs R, Vandekerckhove B, Quirynen M, Naert I. The immediate rehabilitation by means of a ready-made final fixed prosthesis in the edentulous mandible：a 1-year follow-up study on 50 consecutive patients. Clin Oral Implants Res 2004；15(3)：360-365.
23. Sanna AM, Molly L, van Steenberghe D. Immediately loaded CAD-CAM manufactured fixed complete dentures using flapless implant placement procedures：a cohort study of consecutive patients. J Prosthet Dent 2007；97(6)：331-339.

索引

あ

α-グルコシターゼ　61
α-グルコシターゼ阻害薬　62
α遮断薬　16
ITP　103, 104, 108
アウエル小体　98
悪性腫瘍　132, 139
悪性腫瘍の骨転移　74
悪性貧血　94, 95, 96, 97
アクトネル®　73
アジソン病　53, 54, 55, 56
アスピリン　24, 78, 87
アスピリン喘息　28, 30, 31
アスベスト肺　32
アズレン　136
アセチルサリチル酸　38
アセトアミノフェン　38
アテローム血栓性脳梗塞　76
アテローム硬化　76
アトピー　28, 114
アトピー型喘息　28
アトピー性皮膚炎　114, 115, 116
アトピー素因　114, 122
アトピー体質　124
アドレナリン含有局麻薬　79
アナフィラキシー　122, 124, 125
アミノピリン　38
アミラーゼ　42
アモキシシリン(AMPC)　41
アルアルプロスタジル　87
アルガトロバン　87
アルコール性肝障害　42
アルツハイマー病　82, 83, 86
アレディア®　73, 74
アレルギー性義歯性口内炎　118
アレルギー性紫斑病　104, 106, 108

アレルギー性鼻炎　114
アレルギー体質　114
アレルギー反応　118
アレンドロネート　73
アンギオテンシン変換酵素(ACE)阻害薬　24
アンチピリン　38

い

1型糖尿病　58
1秒率　31
胃炎　41
胃潰瘍　95
胃がん　38, 39, 95
異汗性湿疹　118
イコサペント酸エチル　87
意識消失　123
胃・十二指腸潰瘍　38, 39, 41
胃・十二指腸疾患　38, 40
異食　84
異食症　96
異食道逆流症　132, 133
胃切除後　96
イソジンガーグル®　136
イダルビシン塩酸塩　102
I型アレルギー　28
一次止血　87
胃腸障害　130
一過性脳虚血発作　14, 76
一酸化炭素　143
遺伝性出血性末梢血管拡張症　104
イバンドロネート　73
イブプロフェン　28, 38
イマチニブメシル酸塩　99, 102
インクレチン関連薬　61
インスリン　42, 62, 78
インスリン抵抗性改善薬　61

インスリン分泌促進薬　61
インターフェロン　45
咽頭がん　142
咽頭痛　123
インドール酢酸誘導体　38
インドメタシン　28, 38
陰部ビラン　123
インプラント周囲炎　63, 134

う

ウイルス感染症　42
ウイルス性肝炎　42, 43, 44
ウロキナーゼ　87

え

ACE(angiotensin covering enzyme)阻害薬　15
ADP　87
ARB(angiotensin II receptor blocker)　15
A型肝炎　42, 44
FK-3311　38
H2受容体拮抗薬　41
L-337　38
L-745　38
L-ドーパ製剤　78, 79
NMDA受容体拮抗薬　86
NS-398　38
NSAIDs(non-steroidal anti-inflammatory drugs)　38
NYHA機能分類　18
SC-125　38
SC-58　38
SU薬　62
エチドロネート　73
エックス線造影剤　122

147

エドキサバン　87
エトススクシミド　91
エトドラッグ　38
エピリゾール　38
エボザック®　136
エモルファゾン　30
エリスロマイシン　91
塩基性抗炎症薬　38
嚥下困難　94
嚥下障害　84, 96
塩酸チアラミド　30
炎症性気道疾患　28

お

OGTT　58
黄疸　42, 95
嘔吐　123, 130
オーラルジスキネジア　84
オキサプロジン　38
オキシフェンブタゾン　38
オザクレル　87
悪心　123, 130
オスラー病　104

か

γグロブリン大量療法　107
壊血病　68
海綿骨側の形態（MCI）　71
潰瘍治療薬　81
解離性大動脈瘤　14
化学療法　98
化学療法薬　43
顎骨壊死　135, 138
顎骨炎　135
顎骨骨髄炎　138
覚醒作用　142
拡張型心筋症　19
拡張期充満障害　18
下垂体甲状腺機能低下症　48
片麻痺　79

加熱第VII因子濃縮製剤　104
貨幣状湿疹　118
ガベキサート　87
空咳　32, 34
ガランタミン　86
顆粒球減少　98
カルシウム拮抗薬　15
カルバペネム系抗菌薬　91
カルバマゼピン　91
がん　142
寛解導入（疾患修飾）性抗リウマチ薬（DMARDs）　130
眼乾燥　128
肝機能異常　51
冠血栓性狭心症　21
緩下薬　81
肝硬変　42
肝疾患　63, 68
間質性肺炎　32, 34, 130
肝障害　122
関節炎　128
関節リウマチ　32, 68, 122, 129
乾燥　115
乾燥咳嗽　32, 34
乾燥甲状腺末　52
含嗽剤　136
肝臓疾患　42, 44
眼底出血　14
眼底動脈硬化　14
冠動脈　23
冠動脈疾患　58
肝庇護薬　45
感冒薬　122
冠攣縮性狭心症　21

き

Killip 分類　22
気管支拡張薬　30
気管支喘息　30, 114
気管支喘息の重症度判定　29
器質性狭心症　21

基礎食品群　67
喫煙者　144
喫煙病　142
キモトリプシノーゲン　42
逆流性食道炎　132, 133, 135
急性胃炎　38, 39
急性肝炎　42
急性間質性肺炎（AIP）　32
急性骨髄性白血病（AML）　98
急性心筋梗塞症（AMI）　21
急性腎不全　110
急性膵炎　42, 43
急性白血病　98, 100
急性白血病寛解　100
急性リンパ性白血病（ALL）　98
凝固異常　103, 106
強心薬　78, 81
狭心症　14, 19, 21, 22, 23, 49, 51, 52, 78, 142
狭心痛　19
胸部苦悶　123
虚血性心疾患　17, 19, 23
巨赤芽球性貧血　94
禁煙外来　145
禁煙指導　145
禁煙補助薬　145
金属アレルギー　116, 118

く

空腹時血糖値　58
くしゃみ　123
クッシング症候群　53, 54, 55, 56, 68
くも状管腫　42, 44
くも膜下出血　76
クラリスロマイシン（CAM）　41
グリニド薬　61, 62
グルカゴン　42
クロナゼパム　91
クロピドグレル　87

索引

け

経口血糖降下薬　78
軽度紅斑　115
劇症肝炎　42
血圧重症度　13
血圧低下　123
血液疾患　140
血液障害　122
月経異常　54, 96
月経過多　95, 96
血色素　94
血漿交換療法　124
血小板機能異常症　103
血小板減少　98, 122
血小板輸血　107
血清クレアチニン高値　14
血糖降下薬　78
結膜炎　114
結膜充血　123
血友病A　103
血友病B　103
ケトプロフェン　28, 38
下痢　123
幻覚　84
見当障害　84
原発性甲状腺機能低下症　48
原発性胆汁性肝硬変症　128
健忘　84

こ

抗悪性腫瘍剤　101
降圧薬　78, 81, 112, 132
口囲皮膚炎　118
抗ウイルス薬　99
抗うつ薬　81
抗潰瘍薬　112
抗核抗体　128
抗ガストリン薬　41
高カリウム血症改善薬　112
抗がん剤投与　68

抗がん剤療法　39
交感神経抑制薬　16
抗凝固薬　24, 77, 81, 87, 112
抗凝固療法　80
抗狭心薬　81
抗菌薬　41, 43, 122
口腔がん　142
口腔乾燥　128, 132, 134
口腔乾燥症(xerostomia)　84, 111, 132
口腔乾燥状態　133
口腔内乾燥　85
口腔粘膜疾患　130
口腔用軟膏　136
高血圧　12, 24, 45, 49, 54, 77, 78, 79, 132, 135
高血圧管理計画　14
高血圧性臓器障害　13
高血圧性脳症　14, 76
血小板抗体産生　103
抗血小板薬　24, 81, 87, 112
抗血栓薬　78
高血糖　65
膠原病　32, 63, 128, 129
抗甲状腺薬　51, 52
抗コリン薬　41
高コレステロール血症　77
高脂血症薬　81, 112
口臭　84
抗腫瘍用薬　43
溝状舌　111
甲状腺機能亢進症　48, 50, 51, 52
甲状腺機能低下症　48, 50, 51
甲状腺クリーゼ　48, 50
甲状腺刺激ホルモン(TSH)　48
甲状腺疾患　68
甲状腺中毒症　48
甲状腺ホルモン　48
甲状腺ホルモン合成酵素欠損症　48
甲状腺ホルモン不応症　48
口唇炎　118

抗真菌薬　91, 99
口唇びらん　123
向精神薬　81
合成T_3製剤　52
合成T_4製剤　52
抗生物質　41, 99, 103
拘束型心筋症　19
高炭酸ガス血症　34
紅潮　123
抗TSH受容体抗体　48
抗TNF-α薬　128
抗てんかん薬　43, 81, 89, 91, 122
後天性出血性素因　103
後天性免疫不全症候群(AIDS)　53, 105
口内炎　118
高尿酸血症薬　112
更年期症状　133
抗ヒスタミン薬　121
抗不整脈薬　81
抗リウマチ薬　128
呼吸器疾患　45
呼吸困難　19, 34, 123
呼吸困難発作　28
呼吸細気管支炎関連性間質性肺炎(RB-ILD)　32
骨髄障害　130
骨髄性白血病　98
骨折　54
骨接合　134
骨造成術　144
骨粗鬆症　54, 74, 111, 130
骨粗鬆症治療薬　112
骨ページェット病　74
骨密度(BMD)　71
コリンエステラーゼ阻害薬　86
コルチゾン　56

さ

サージカルガイド　63
細小血管症　58

再生不良性貧血　94, 96, 97
サイロキシン　48
左室肥大　14
嗄声　123
痤瘡　54
サラジェン®　136
サリチル酸　38
サリチル酸誘導体　38
サルファ薬　103
サルポグレラート　87

し

CRP　128
C型肝炎　42, 44, 105
GINA（Global Initiative for Asthma）　30
GLP-1受容体作動薬　62
シェーグレン（Sjögren）症候群　128, 133, 135
ジギタリス製剤　78
子宮筋腫　95
ジクロフェナック　38
ジクロフェナック・ナトリウム　28
シクロホスファミド水和物　102
止血機序　105
止血機能検査　106
思考障害　84
自己免疫疾患　32, 48, 49, 95, 122, 128, 132, 133
自己免疫性副腎皮質炎　53
脂質異常症　13
脂質代謝異常　65
視床下部性甲状腺機能低下症　48
持続性心室頻拍　20
シタラビン　102
失行　79
失語症　79
失認　79
歯肉炎　132
歯肉出血　98

歯肉増殖症　89
ジヒドロピリジン系　15
ジピリダモール　87
しびれ感　123
ジフルニサル　38
若年成人平均骨塩量（YAM）　69
周産期死亡　142
重度歯周疾患　111
修復期／拡張期血圧レベル　13
手掌紅斑　42, 44
出血傾向　106
出血性素因　45, 103, 105
出血性素因患者　107
受動喫煙　142
循環器疾患　140
循環器用薬　43
漿液性丘疹　114
消炎下熱鎮痛薬　122
消炎鎮痛薬　40, 41, 122
消化管出血　96, 97
消化管用薬　43
上顎洞底挙上術　144
消化薬　81
症候性末梢血管疾患　14
硝酸薬　25
上室性期外収縮　20
放射スケジュール　141
掌蹠膿疱症　118, 121
焦点性発作　88
常同運動　84
小発作　88
除菌療法　41
食後高血糖改善薬　61
食事バランスガイド　67
食道がん　142
食欲不振　130
女性化乳房　42
徐脈　51
徐脈性不整脈　19, 20
自律神経発作　88
シロスタゾール　87
腎盂・尿管がん　142

心奇形　78
心悸亢進　123
腎機能障害　130
心筋炎　17, 18
心筋梗塞　14, 21, 22, 23, 49, 51, 52, 77, 78, 142
心筋収縮不全　18
心筋症　17, 18, 19
真菌症　53
心血管病　13
人工唾液　136
人工唾液サリベート®　136
心疾患　24, 45
心室細動　20
心室性期外収縮　20
心室中隔欠損症　17
腎障害　122
心臓病　79, 142
心臓弁膜症　17, 78
診断用ステント　63
心不全　17, 51, 78
腎不全　14, 132
心房細動　20, 49, 50, 78
心房粗動　20
じん麻疹　122, 123

す

膵がん　142
膵臓疾患　42, 44
スクラッチテスト　116
スケリッド®　73
スティーブンス・ジョンソン症候群　122, 125
ステロイド　51, 68, 101
ステロイドカバー　56
ステロイドパルス療法　124
スパイロメトリー　31
スプーン状爪　96
スリンダク　38
スルピリン　38
スルホニル尿素薬　61

せ

正球性正色素性貧血　98
精神安定薬　81
精神運動発作　88
精神障害　54
精神症状　79
性腺機能不全症　68
清掃状態不良　85
整腸薬　81
咳　123
舌アミロイドーシス　111
舌炎　94, 118
赤血球数　96
舌乳頭の萎縮　111
セラミックインプラントシステム　120
全身性エリテマトーデス　122
喘息　29, 31
喘息治療　31
喘息発作　31
先天性甲状腺低形成　48
先天性出血性素因　103
先天性心疾患　17, 22
先天性副腎皮質過形成症　53
先天性副腎低形成　53
先天的疾患　132
喘鳴　123
線溶療法薬　87

そ

臓器障害／心血管病　13
造血薬　112
早産　142
即時荷重　144
即時埋入　144
続発性間質性肺炎　32
続発性(二次性)骨粗鬆症　68
組織プラスミノーゲンアクチベーター　87
速効型インスリン分泌促進薬　61

ゾニサミド　91
粗暴　84
ソマトスタチン　42
ゾメタ®　73
ゾレドロネート　73

た

WPW症候群　20
第IX因子濃縮製剤　106
大血管疾患　58
代謝性医薬品　43
ダイドロネル®　73
大発作　88
大理石病　74
ダウノルビシン塩酸塩　102
多形紅斑　122
多剤併用療法　102
脱水症状　132
多発性う蝕症　111, 132
多発性骨髄腫　74
多発性皮膚筋炎　32
ダビガトランエテキシラート系薬剤　87
ダルテパリン　87
蛋白尿　14

ち

チアジン誘導体　38
チアゾリジン薬　61, 62
チアノーゼ　32
チアラミド　38
チクロピジン　24, 87
チャンピックス®　145
中心性肥満　54
中毒性多結節性甲状腺腫　48
チラージン®　52
チラージンS®　52
チラウジール®　52
チルドロネート　73
チレオイド®　52

チロシンキナーゼ阻害薬　99, 102
チロナミン®　52
鎮痛・下熱・消炎薬　43

つ

痛風治療薬　81

て

DPP-4阻害薬　62
Dup697　38
T-614　38
TSH　48
TSHレセプター　49
TSH不応症　48
低血糖　54
低血糖性ショック　60
低出生体重児　142
テオフィリン　30
デキサメタゾン　56
テグレトール®　91
鉄欠乏性貧血　39, 40, 94, 96, 97
テトラサイクリン系抗菌薬　91
テノキシカム　38
デパケン®　91
てんかん　78, 79, 88

と

洞性頻脈　50
透析　68, 132
透析患者　132
透析療法　110
糖尿病　13, 43, 45, 49, 54, 63, 68, 77, 78, 79, 112, 117, 132, 135, 140
糖尿病合併妊娠　61
糖尿病性昏睡　61
糖尿病性臓器障害　61
糖尿病治療薬　62, 81, 112

糖負荷試験　58
動脈硬化　142
動脈硬化所見　14
動脈硬化性疾患　58
動脈瘤　142
特異的COX-2阻害薬　38
特発性間質性肺炎　32
特発性器質化肺炎（COP）　32
特発性血小板減少紫斑病（ITP）　103
特発性肺線維症（IPF）　32, 33, 34
特発性非特異性間質性肺炎　32
トップ・ダウン・トリートメント　63
ドネペジル塩酸塩　86
ドライアイ（乾燥性角結膜炎）　132
ドライマウス（dry mouth）　132, 134
トリアムシノロン　56
トリプシノーゲン　42
トリヨードサイロニン　48
トルフェナム酸　38
トルメチン　38
トローチ　136

な

内臓脂肪型肥満　65
内蔵肥満　65
内服薬　135
ナイトガード　63
ナファモスタット　87
ナブメトン　38
ナプロキセン　28, 38

に

2型糖尿病　58
肉芽腫性口唇炎　118
ニコチネル®　145
ニコチン　143
ニコチン依存症　145

ニコチンガム　145
ニコチン性アセチルコリン受容体　143
ニコチンパッチ　145
ニコレット®　145
二次止血　87
二次性高血圧　12
ニメスリド　38
ニューキノロン系抗菌薬　30
乳頭浮腫　14
入眠薬　81
妊娠　96
認知症　82, 83

ね

粘液産生・分泌促進薬　41
粘膜色素沈着　54
粘膜微小循環改善薬　41
粘膜保護薬　41

の

脳血管拡張薬　81
脳血管障害　14, 58
脳血管性認知症　82
脳血栓　76, 142
脳血流SPECT　82
脳梗塞　49, 76
脳出血　76
脳心臓血管　14
脳性ナトリウム利尿ペプチド（BNP）　21
脳卒中　76, 77, 142
脳栓塞　142
脳代謝賦活剤　81

は

Hanter舌炎　95
パーキンソン病治療薬　78, 79, 81

徘徊　84
肺活量　31
肺がん　32, 142
肺気腫　142
肺性心　32
肺動脈狭窄症　17
排尿排便時痛　123
白内障　114
剥離性間質性肺炎（DIP）　32
橋本病　49
バセドウ（Basedow）病　48, 49
ばち状指　32
白血球減少　51, 122
白血病　98, 104
白血病腫瘤　102
白血病裂孔　98
抜歯後出血　98
パッチテスト　116, 118
パッチテストキット　118
鼻水　123
パナルジン　78
ハプテン（hapten）　122
パミドロネート　73, 74
パラアミノフェノール誘導体　38
パラメタゾン　56
バルプロ酸ナトリウム　91
汎血球減少症　94, 95

ひ

BMD　71
BNP値　22
BRONJ　72, 74
BRONJ発症　74
B型肝炎　42, 44
Hugh-Jonesの分類　33
非アルコール性脂肪性肝疾患　42
皮下溢血　54
皮下脂肪型肥満　65
非喫煙者　144
ビグアナイド薬　61, 62
非持続性心室頻脈　20

皮質骨厚み(MCW)　71
皮疹　130
ヒスタミンH2受容体拮抗薬　41
非ステロイド系抗炎症薬(NSAIDs)　38
非ステロイド性消炎鎮痛薬　110
ビスフォスフォネート関連顎骨壊死(BRONJ)　72
ビスフォスフォネート(BP)系薬剤　69, 141
ビソルボン®　136
肥大型心筋症　19
ビタミンK　79
ビタミンK依存性凝固因子　104
ビタミンK欠乏症　103
ビタミン薬　81
ビタミンB_{12}　94
ヒダントール®　91
非定型抗精神病薬　86
非特異性間質性肺炎(NSIP)　32
ヒドロコルチゾン　56
皮膚色素沈着　54
皮膚進展線条　54
皮膚扁平苔癬　118
肥満　13
ピラゾロン誘導体　38
ピロキシカム　28, 38
ピロリ菌除菌療法　41
貧血　94, 98
頻脈性上室性不整脈　20
頻脈性心室性不整脈　20
頻脈性不整脈　19

ふ

Plummer-Vinson症候群　94, 96
フィラデルフィア染色体　99
フェナセチン　38
フェナム酸誘導体　38
フェニトイン　89, 91
フェニルキルアミン系　15
フェニルブタゾン　38
フェノバール®　91
フェノバルビタール　91
フェノプロフェン　38
フェンブフェン　38
フォサマック®　73
フォンビルブランド因子　87
フォンビルブランド(vonWillebrand)病　103, 104
副腎機能不全　51
副腎クリーゼ　55, 56
副腎皮質刺激ホルモン(ACTH)分泌不全　53
副腎皮質ステロイド合成酵素欠損症　53
副腎皮質ステロイド　107, 121
副腎皮質ホルモン　128
副腎不全　117
腹痛　123
不潔行動　84
不随意運動　85
不整脈　17, 18, 19, 20, 22, 23
不眠　84
プラノプロフェン　38
プランマー(Plummer)病　48
プリミドン®　91
フルフェナム酸　38
フルルビプロフェン　38
プレドニゾロン　56
フロクタフェニン　38
フロスリド　38
プロトロンビン阻害薬　41
プロトンポンプ阻害薬(PPI)　41
プロピオン酸誘導体　38

へ

β_2刺激薬　31
β遮断薬　16, 24, 51
HbA1c　58
米国コレステロール教育プログラム(NCEP)　64
閉塞性血栓性血管炎　142
閉塞性動脈硬化症　58
ベタメタゾン　56
ヘテロアリル酢酸誘導体　38
ペニシリン系抗菌薬　110
ヘパリン　24, 87
ヘパリン誘発性血小板減少症　103
ヘマトクリット値　96
ヘモグロビン　94
ヘモグロビン値　96
ベラプロスト(PGI2)　87
ペルオキシダーゼ染色　98
変形性骨炎　74
ベンジアゼピン系　15
ベンジダミン　38
ペンタゾシン　30
扁平苔癬　118, 120
弁膜症　23

ほ

膀胱がん　142
膀胱直腸障害　84
放射線性顎骨障害　138
放射線治療　132, 133, 135, 138, 141
放射線被爆　98
歩行障害　84
発作性上室性頻拍　20
発疹　122
ボニバ®　73
ホルモン補充療法　53
本態性高血圧　12

ま

マクロライド系抗菌薬　30, 91
末梢性浮腫　32
末梢動脈疾患　58
満月様顔貌　54, 117
慢性胃炎　38, 39
慢性肝炎　42
慢性気管支炎　142

慢性硬化性唾液腺炎　99
慢性甲状腺炎(橋本病)　48, 49, 128
慢性骨髄性白血病(CML)　99, 101
慢性腎不全　110
慢性膵炎　42, 43
慢性白血病　98
慢性閉塞性肺疾患　142
慢性リンパ性白血病(CLL)　99, 101

み

Mikulicz 症候群　99
味覚障害　84, 111

む

ムコソルバン®　136

め

メインテナンス時　63
メタボリックシンドローム(MctS)　64
メチルプレドニゾロン　56
メチルプレドニゾロン・パルス療法　107
メトトレキセート　128
メフェナム酸　28, 38
メマンチン　86
メルカゾール®　52

メロキシカム　38
免疫不全　130
免疫抑制薬　96, 101, 121, 128
免疫療法　39

も

妄想　84
網膜剥離　114
モルヒネ　30

や

夜間せん妄　84
野牛様脂肪沈着　54
薬疹　122
薬物アレルギー　116, 122
薬物性肝障害　42
薬物熱　124

よ

溶血性貧血　94, 96, 97, 122
葉酸　94
葉酸代謝拮抗薬(MTX)　130
ヨウ素化合物　51
ヨード過剰　48
ヨード欠乏症　48
抑うつ　84

ら

落屑　115

ラクナ梗塞　76

り

リウマチ因子　128
リウマチ肺　32
リスペリドン　86
リセドロネート　73
利尿降圧薬　15
リパーゼ　42
リバスチグミン　86
リマプロスト(PGE1)　87
リラックス作用　142
リンパ球刺激試験　120
リンパ球性間質性肺炎(LIP)　32
リンパ球幼弱化試験　120
リンパ性白血病　98

れ

冷感　123
レビー小体型認知症　82
レビパリン　87

ろ

労作時呼吸困難　32, 34
ロキソプロフェン　38

わ

YAM　69
ワルファリン　24, 78, 79, 87

[編著者略歴]

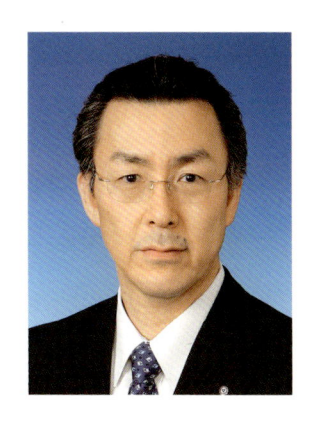

永原國央 （ながはら　くにてる）

1980年 3月　朝日大学(当時：岐阜歯科大学)歯学部卒業
　　　　4月　朝日大学歯学部口腔外科学講座助手
1989年 4月　米国ニューヨーク州立バッファロー大学客員研究助手
1991年 4月　朝日大学歯学部口腔外科学講座助手
1993年11月　朝日大学歯学部口腔外科学講座講師
1998年 4月　米国 UCLA 歯学部研修医（～8月）
1999年12月　朝日大学歯学部総合歯科学講座インプラント学分野教授
2004年 4月　朝日大学歯学部口腔病態医療学講座口腔外科学分野教授
　　　　　　朝日大学歯学部総合歯科学講座インプラント学分野教授(併任)
2006年 4月　朝日大学歯学部口腔病態医療学講座インプラント学分野教授
現在に至る

〈主な学会活動〉
社団法人　日本口腔外科学会・専門医　（2004年9月）
公益社団法人　日本口腔インプラント学会・専門医　（2007年4月）
公益社団法人　日本口腔インプラント学会・指導医　（1998年4月）
公益社団法人　日本口腔インプラント学会・理事　（2012年6月～2014年5月）
公益社団法人　日本顎顔面インプラント学会・指導医　（2010年12月）
International Congress of Oral Implantologists・Ambassador　（2010年6月）

〈主な著書〉
『総合歯学』　デンタルフォーラム　1999年(分担著)
『総合歯学概論』　永末書店　2000年(分担著)
『症例からみたチェアーサイドのデンタルインプラント』　永末書店　2002年(編)
『口腔内科学シークレット』　メディカル・サイエンス・インターナショナル　2004年(分担訳)
『よくわかる口腔インプラント学』　医歯薬出版　2005年(分担著)
『最新病理学・口腔病理学』　医歯薬出版　2007年(分担著)
『歯科インプラント治療ガイドブック　卒直後研修医・若い歯科医師のために』　クインテッセンス出版　2008年(編)
『新・歯科衛生士教育マニュアル　歯科補綴学』　クインテッセンス出版　2012年(編)

クインテッセンス出版の書籍・雑誌は，歯学書専用通販サイト『歯学書.COM』にてご購入いただけます．

PCからのアクセスは…
歯学書 [検索]

携帯電話からのアクセスは…
QRコードからモバイルサイトへ

全身疾患別にわかる！
歯科インプラント治療のリスク度チェックとその対応

2012年10月10日　第1版第1刷発行

編　著　者		永原　國央（ながはら　くにてる）
発　行　人		佐々木　一高
発　行　所		クインテッセンス出版株式会社

東京都文京区本郷3丁目2番6号　〒113-0033
クイントハウスビル　電話 (03)5842-2270(代表)
　　　　　　　　　　　　　(03)5842-2272(営業部)
　　　　　　　　　　　　　(03)5842-2279(書籍編集部)
　　　　web page address　http://www.quint-j.co.jp/

印　刷・製　本　サン美術印刷株式会社

©2012　クインテッセンス出版株式会社　　　　禁無断転載・複写
Printed in Japan　　　　　　　　　　　　落丁本・乱丁本はお取り替えします
　　　　　　　　　　　　　　　　　　　　ISBN978-4-7812-0272-3　C3047

定価は表紙に表示してあります